Paradoxes Wesen

Ein neues Verständnis des Paradoxon "Gehirn"

Von Thomas Berger

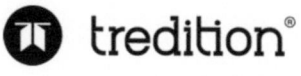

www.tredition.de

© 2012 Thomas Berger

Verlag: tredition GmbH, Mittelweg 177, 20148 Hamburg
Printed in Germany
ISBN: 978-3-8472-5991-6

Bibliografische Information der Deutschen Nationalbibliothek:
Die Deutsche Nationalbibliothek verzeichnet diese Publikation in der Deutschen Nationalbibliografie; detaillierte bibliografische Daten sind im Internet über http://dnb.d-nb.de abrufbar.

Inhaltsverzeichnis

Vorwort

Wie erklärt man etwas so komplexes wie das menschliche Gehirn? Von vielen Fachleuten wird das Gehirn als komplexestes System in unserem Universum angesehen. Vor allem die letzten Jahre haben ganz im Sinne der Gehirnforschung gestanden - ein Jahrzehnt des Gehirns. Trotz enormer Fortschritte, kommt es einem so vor, als würde man lediglich an der Oberfläche kratzen und die Tiefen des Gehirns noch lange nicht ergründet haben. Genau dies ist auch der Fall.

Es gibt einen berühmten Spruch, den es in verschiedenen Versionen, von verschiedenen Autoren gibt:
„Wenn das Gehirn so einfach wäre, dass man es erforschen könnte, dann wäre es dazu wohl kaum in der Lage."

An diesem Spruch ist viel dran. Man muss sich einmal vor Auge halten, dass das Organ (genau genommen Organsystem) mit dem wir die Aufgabe des Erforschens durchführen, auch das Organ ist, das wir erforschen. Das alleine ist schon paradox.

Was meint der Begriff paradox eigentlich? Paradox bedeutet laut Duden: „(griech.) für widersinnig; sonderbar". Vieles im Leben ist paradox. Manches auf das wir täglich stoßen, ist für uns sonderbar und vielleicht widersinnig. Aber vorneweg ist und bleibt immer noch unser Gehirn.

Gehirnforscher gibt es schon sehr lange. Deren Untersuchungsmethoden haben sich im Laufe der Jahre verändert. Durch moderne Technik und neues Wissen, können wir inzwischen das Gehirn auf ganz neue Art und Weise kennen lernen.

Wie in allen Wissenschaften sind Erkenntnisse oft dynamisch. Neue Studienergebnisse weißen einen neuen Weg. Manche bieten Widersprüche, manche widerlegen bestehende Behauptungen und manche bestätigen Behauptungen. Für den Laien und auch für den Fachmann/-frau ist es nicht immer einfach zu überblicken, was gerade aktuell ist. Zudem gibt es nicht immer einen allgemeinen Konsens über bestehende Forschungsergebnisse.

Deshalb ist es ratsam sich selber ein Bild zu machen und selber mitzudenken ob etwas Sinn macht oder nicht.

In diesem Buch sollen verschiedene Seiten und Fakten vorgestellt werden. Das Gehirn ist mehr als seine Anatomie, das Gehirn bietet so viel mehr über Psychologie, Philosophie,…. Vieles davon soll hier seinen Platz finden. Auch wenn alle Funktionsweisen des Gehirns keinen Platz finden können.

Letztendlich verfolgt das Buch den Wunsch Freude auf das Gehirn zu machen. Darum darf dieses Buch nicht als Fachliteratur verstanden werden.

Alle Meinungen und Äußerungen in diesem Buch sind nicht immer vom Autor getroffen, oder geben seine Meinung wieder. Viele Meinungen sind von unterschiedlichen Menschen gesammelt und somit zusammengestellt worden. Ziel des Ganzen liegt darin, das Nachdenken anzuregen. Denn genau das ist es doch was unser Gehirn macht, oder?

Nun wünsche ich Ihnen Spaß und lesen Sie stets mit Gehirn, nicht mit den Augen.

Einleitung

F inden Sie es nicht auch interessant, dass wir unser Gehirn nur mit Begriffen beschreiben können die dem Gehirn auch bekannt sind. Im Prinzip sind wir durch unser eigenes Wissen beschränkt.

Deutlich wird mir das immer, wenn ich etwas beschreiben möchte, wofür wir keine Wörter, kein Bezeichnungen haben. So kann ich zum Beispiel einen mimischen Gesichtsausdruck einer Emotion zuordnen, aber die einzelnen Fassetten des Ausdrucks können wir nur durch Symbolik erklären.

Physische Gegenstände sind leicht zu beschreiben. Sie weisen klare und gut beschreibbare Merkmale auf. Aber versuchen Sie mal Emotionen und Gefühle so genau zu beschreiben wie z.b. einen Stuhl. Es geht nicht in der Genauigkeit, wie Sie es für einen Gegenstand könnten.

Paradoxes Wesen, so heißt diese Lektüre. Hierbei geht es um etwas, dass wir alle mit uns herumtragen – auch wenn wir es bei manchen anzweifeln würden. Es geht um unser Gehirn. Für die unter uns die nicht so bewandert im Bau unseres Körpers sind: Das ist das leicht schwabbelige Teil, das aussieht wie eine Walnusshälfte und ca. ein Viertel unserer Energie verbraucht. Es liegt bei den meisten Menschen zwischen den Ohren im Schädel.

Man muss sich vor Augen halten, dass alles was wir sind, alles was wir wahrnehmen, machen, handeln, alles was unsere Persönlichkeit ausmacht und alles was wir denken, hoffen und träumen, in unserem Gehirn stattfindet und dort auch produziert wird.

Der Film Matrix bringt einen zentralen Punkt in unser Wahrnehmungsfeld. Unser Gehirn produziert alles um uns herum. Was ist dann die Realität?

Der Bezug zur Realität wirft eine interessante Frage auf: Wir wissen nun, dass wir selbst alles um uns herum durch unser Gehirn produzieren. Das heißt wir würden auch den Fall eines gefällten Baumes nur wahrnehmen, wenn er in unserer Nähe wäre. Aber bedeutet das, dass nur dann gefällte Bäume fallen können, wenn wir in deren Nähe sind?

Im Folgenden werden Ihnen unterschiedliche Dinge begegnen. Wir beginnen mit der Anatomie um überhaupt einen Überblick, einen gemeinsamen Ausgangspunkt zu haben. Hier werden zuerst sachliche Informationen vorgestellt und anschließend mit einer humorvollen Geschichte verflochten.

Im zweiten Kapitel befassen wir uns mit der Neuropsychologie. Die Neuropsychologie ist eine Mischung aus Psychologie und Neuroanatomie /-logie. Es geht darum zu verstehen wie bestimmte kognitive Vorgänge funktionieren und was passiert wenn diese Ausfallen, bzw. wie man diese behandeln kann. So werden wir z.B. ergründen wie unsere Sehverarbeitung im Gehirn funktioniert, oder was eigentlich unser Bewusstsein ist.

Im dritten Kapitel begeben wir uns zurück an den Anfang des Lebens. Wie entwickelt sich ein Gehirn?

Im vierten Kapitel begeben wir uns dann in den Bereich der Neurologie, also widmen wir uns den Fragen was z.B. bei einem Schlaganfall passiert, oder bei einem Wachkoma.

Zu guter Letzt begegnen wir noch unserem Gehirn selber und fragen dort in einem Interview mal ganz konkret nach, wie man effektiv lernen kann.

Da reines Büffeln meist etwas langweilig werden kann, versuche ich es mal auf eine vielleicht paradoxe Weise. Lassen sie sich überraschen und alles was sie hierfür brauchen ist ihr eigenes paradoxes Wesen.

Thomas Berger

A. Bau und Funktion

1. Nervensystem, Neurone und Synapsen

In der Fachliteratur findet man verschiedene Strukturierungen und Einteilungen. Für dieses Buch werden wir auf folgende Einteilung zurückgreifen:

- Anatomischer Aufbau
- Funktioneller Aufbau

Beim anatomischen Aufbau geht es vorwiegend um die Anatomie, also darum welche Unterschiede es im Bau des Nervensystems gibt. Hier wird zwischen einem zentralen und einem peripheren Nervensystem unterschieden.

Beim funktionellen Aufbau geht es vorwiegend um die Funktion und darum welche funktionellen Unterschiede es im Nervensystem gibt. Hier unterscheidet man einen willkürlichen und einen unwillkürlichen Anteil. Zu den willkürlichen Anteilen gehören z.b. die Skelettmuskeln und zum unwillkürlichen gehören alle Vitalfunktionen, also z.b. der Herzschlag.

Erst einmal wird für uns der anatomische Aufbau wichtiger sein, also die Unterteilung in ein zentrales (ZNS) und ein peripheres Nervensystem (PNS). Zum zentralen Nervensystem zählen das Gehirn und das Rückenmark. Zum peripheren Nervensystem zählen u.a. die Rezeptoren, die peripheren Nerven und die Hirnnerven. Genaueres hierzu wird noch im Laufe des Kapitels beschreiben.

Das Gehirn an sich besteht aus zwei verschiedenen Substanzen. Wir haben die graue Substanz (Neurone) und die weiße Substanz (Nervenzellfortsätze + Isolierung). Wenn man sich das Gehirn von außen anschaut, erkennt man eine Menge an Furchen und Windungen. Durch diese wird letztendlich Platz gespart. Das Gehirn wird sozusagen gefaltet.

Man kann verschiedenen Bereichen des Gehirns verschiedene Funktionen zuordnen, wobei das alles nur grobe Richtlinien darstellen (z.B. dem vorderen Teil des Gehirns – Frontalhirn, höhere Funktionen, oder dem Broca- Zentrum als motorisches Sprachareal).

Jedes Organ in unserem Körper besteht aus Gewebe und Gewebe wiederum besteht aus Zellen. Die Zellen des Gehirns sind die Nervenzellen oder auch Neurone genannt. Sie sind die kleinste Schalteinheit in unserem Nervensystem und sind meistens in einem Netzwerk von Neuronen aktiv. In diesen Netzwerken entfalten sie ihre unglaublichen Fähigkeiten und dadurch werden auch alle unsere Fähigkeiten erst möglich.

Die Verbindung zwischen den Neuronen geht über deren Fortsätze und Synapsen. Jedes Neuron verfügt über ein Axon (leitet Impulse vom Neuron weg) und mehrere Dendriten (leiten Impulse zum Neuron hin). Synapsen sind die Kontaktstellen an denen z.B. ein Impuls von einem Axon auf das Dendrit eines anderen Neurons überleitet und somit ein Informationsaustausch stattfindet. Die meisten Synapsen in unserem Gehirn funktionieren auf chemischer Basis. Es werden also chemische Stoffe freigesetzt, die als eine Art Übermittler zwischen den Fortsätzen aktiv sind. Nur einige wenige Synapsen funktionieren auf elektrischer Art.

Neurone funktionieren auf dem „Alles oder nichts"- Prinzip. Das bedeutet, dass wenn ein Neuron bis zu einem gewissen Schwellenwert erregt wird, es feuert, also den Impuls weiterleiten. Falls dieser Schwellenwert nicht erreicht wird, passiert nichts. Wird nun der Schwellenwert erreicht, dann wird ein Impuls erzeugt und über das Axon weitergeleitet, bis zur Synapse. Am Ende des Axons werden dann durch den Impuls chemische Stoffe freigesetzt, die dann „verpackt" werden und in den Synaptischen Spalt (z.B. kleiner Spalt zwischen Axon und Dendrit) abgegeben werden. Diese wandern dann auf die andere Seite, wo spezifische Rezeptoren sitzen, die dann die chemischen Stoffe erkennen und in einen elektrischen Impuls umwandeln. Dieser wandert dann dem Dendrit entlang wieder zum Neuron.

Die Verbindung der Neurone untereinander ist sehr komplex und mit vielen weiteren Feinheiten versehen. Diese sollen aber hier nicht zur Sprache kommen, da es sonst den Rahmen dieses Kapitels sprengen würde. Das Wichtigste wurde aber bereits erwähnt und soll hier nun nochmal in Kurzform zusammengefasst werden.

Das Nervensystem kann man u.a. in die folgenden zwei Teile unterteilen:

- Anatomischer Aufbau
- Funktioneller Aufbau

Beim anatomischen Aufbau kann man zwischen einem zentralen und einem peripheren Nervensystem unterscheiden. Das zentrale Nervensystem besteht aus dem Gehirn und dem Rückenmark. Das periphere Nervensystem besteht u.a. aus den Rezeptoren, den peripheren Nerven und den Hirnnerven.

Das Gehirn besteht aus zwei Substanzen. Den Neuronen (graue Substanz) und den Nervenzellfortsätzen (weiße Substanz), also aus Axonen und Dendriten.
Jedes Neuron besteht aus einem Axon und mehreren Dendriten. Neurone schließen sich meist zu Nervenzellnetzwerken zusammen und entfalten dort ihr volles Potential. Untereinander sind sie durch Synapsen verbunden.

Neuronen arbeiten nach dem „Alles oder nichts"- Prinzip.

1.1 Alfredos Geburt

Irgendwo im Nirgendwo wird ein neues Kind geboren. Sein Vater möchte etwas darüber erzählen. Er ist nicht direkt ein empathisches Wesen, dass durch sein Einfühlungsvermögen Massen begeistert. Er ist eher ein rationales Wessen, stets kontrolliert, affektlos, strukturiert und gefasst. Mit Logik, Rationalität und Verstand geht er durchs Leben, dies sind seine höchsten Güter. Seine Frau ist aus demselben Holz geschnitzt. Da sich beide in der ähnlichen Art und Weise äußern würden, einigten sie sich darauf, dass nur der zukünftige Vater ein paar Worte über die Geburt verliert...

„Haben Sie eigene Kinder? Wir haben heute unser erstes Kind zur Welt gebracht. Eine interessante Sache so eine Geburt. Es ist viel los in so einem Geburtssaal. Viele Personen sind anwesend und ein großes Durcheinander. Ich bin ja nicht so der Fan des Durcheinanders, mir liegt da mehr die Ordnung. Wenn alles geordnet und strukturiert ist, kommt man doch schneller voran. Aber ich komme etwas vom Thema ab. Ja, heute ist mein Kind auf die Welt gekommen. Es ist schon interessant, wie klein dieses Wesen ist. Doch ich meine, wenn es größer wäre, wäre es bestimmt auch problematischer für die Frau zu gebären. Mal sehen was aus dem Kind wird.

Seit ein paar Tagen plane ich die Geburt. Alles wird organisiert und strukturiert. Meine Art ist nun mal Alles oder Nichts. Struktur ist einfach das halbe Leben. Es hat soweit alles geklappt wie ich es geplant hatte. Heute Morgen war ich ganz normal arbeiten. Etwa bis um 15.00 Uhr. Um 15.10 habe ich mich dann gerichtet und bin zum Auto gelaufen. Um 15.25 war ich dann im Krankenhaus, wo meine Frau liegt. Um 15.30 beginnen die Wehen und strikt nach Plan kommt das Kind dann um 15.50 auf die Welt. Wir nennen es Alfredo. Wir wollten einen Namen mit „A", das es unser erstes Kind ist. *(Selbstverständlich läuft i.d.R. eine Geburt nicht nach diesen „Maßstäben" ab. Für die Metapher, bzw. die Geschichte ist diese Exaktheit jedoch relevant.)*

Ich arbeite in einer Telekommunikationsstelle. Wir haben die Aufgabe ankommenden Anrufe und Aufträge zu bearbeiten und an die jeweiligen

Empfänger weiterzuschicken. Die Firma macht trotz Wirtschaftskrise, ganz akzeptable Gewinne. Wir schließen regelmäßig, neue Kontakte, die uns wiederum neue Aufträge bringen. Mir ist der Kundenkontakt sehr wichtig. Mein Chef sagt ich hätte etwas Empathisches und Einfühlsames. Das ist bei uns in der Firma eher selten. Ich empfinde mich aber eher als gefasstes Wesen, das Logik und Struktur als Mittel der Wahl nutzt.

Ein Neuron ist eine Nervenzelle. Jedes Organ in unserem Körper besteht aus Zellen. Die Zellen des Gehirns sind die Neurone. Sie sind die kleinen Schaltzentralen, die kleinen Telekommunikationsstellen, die Informationen von anderen Neuronen aufnehmen, verarbeiten und je nach ankommender Information weiterschicken. Neurone sind nicht verheiratet, doch haben sie eine ähnliche Verbindung zueinander. Zum einen arbeiten Neuronen meist in großen Netzwerken und zum anderen sind diese Netzwerke fest miteinander verbunden, ähnlich wie in einer Ehe. Aber auch hier, wie leider in vielen Ehen, ist es so, dass wenn eine Beziehung nicht gepflegt wird, diese auf Dauer kaputt geht. So halten nur die Verbindungen zwischen Neuronen, die auch gepflegt und oft genutzt werden.

Meine Frau und ich haben uns sozusagen bei der Arbeit kennen gelernt. Meine Frau arbeitete bei einer anderen Firma, mit der ich einen neuen Kontakt aufbauen sollte. In der Firma meiner Frau geht es vorwiegend um Grundstücke, deren Bau und Restauration. Als Kundenbeauftragter musste ich dann die Verhandlungen mit der anderen Firma führen. Meine Frau und ich hatten dann eine Vielzahl an Verhandlungen die letztendlich zu einer guten Übereinkunft für beide Firmen geführt haben. Da unsere Zusammenarbeit stets korrekt und produktiv war, dachten wir uns, eine Heirat könnte für beide von Vorteil sein. Darum beschlossen wir einen privaten Kooperationsvertrag zwischen unseren beiden Parteien. Nach § 526 Abs. 34b des Kooperationsvertrages wird eine Annäherung der beiden Parteien, mit dem Ziel der Reproduktion, am 15 Tag des dritten Quartals, im 1 Ehejahr vollzogen. So wurde dies auch in unseren Terminplänen vermerkt und der Akt wurde vollzogen. Das Resultat kam dann nach 9 Monaten und 5 Tagen um 15.50 Uhr auf die Welt.

Des Weiteren wurde in unserem Kooperationsvertrag festgelegt wer welche Aufgaben im Haushalt zu vollbringen hat. Nach § 322 Abs. 55c habe ich die Aufgabe jegliche Form der Transaktionen auszuführen. Dazu zählt z.b. die Müllbeseitigung. Meine Kooperationspartnerin hat die Aufgaben, jegliche Form der Bearbeitung durchzuführen. Dazu zählt z.B. das Windel wechseln. Das bedeutet, sie reinigt das Neugeborene, verpackt die daraus resultierende Restprodukte und übermittelt mir diese, damit ich diese dann beseitigen kann."

Neurone sind mit anderen Neuronen über Synapsen verbunden. Das sind Verbindungsstellen, über die Informationen von einer Zelle zur anderen gelangen. Die meisten Neurone produzieren einen Stoff (Neurotransmitter) der dann in den Synapsen freigesetzt wird und somit das andere Neuron anspricht. Neurone haben zudem verschiedene Fortsätze (ein Axon und mehrere Dendriten) über die sie miteinander in Verbindung stehen. Hierfür kann man ein skurriles Beispiel von dem Mann nehmen. Die Frau wechselt die Windeln des Kindes und verpackt diese in eine Tüte. Die gibt sie ihrem Mann und dieser weiß was damit zu tun ist. Das erste Neuron verpackt einen Neurotransmitter (Windel) in ein Vesikel* (Tüte) und schickt diese über das Axon vor bis zur Synapse. Dort gelangt der Neurotransmitter in die Synapse und nimmt Kontakt mit dem Dendrit des nächsten Neurons (Mann) auf. Diese nimmt die Information auf und verarbeitet sie (bringt die Windel in den Müll).
*Vesikel= eine Art „Bläschen", das z.B. chemische Botenstoffe transportieren kann.

Ist es nicht ein etwas komisches Wesen, das gerade von seiner Familie geredet hat? Sehr rational, sehr affektlos – gut als Richter, aber schlecht als Eltern, oder vielleicht doch nicht?

Mal davon abgesehen, dass es nun Vater ist, wäre ein Leben ohne Emotionen besser oder schlechter? Sind Emotionen nicht Segen und Fluch in einem. Sie können uns die wundervollsten Gefühle vermitteln, können uns aber auch z.B. aus Hass zu grausamen Dingen verleiten. Könnte man einen Menschen seelisch verletzten, wenn er keine Gefühle hegt, bzw. wenn er keine Gefühle/ Emotionen empfinden kann?

2. Das Großhirn

Das Großhirn ist, aus evolutionärer Sicht gesehen, der neuste Gehirnteil. Im Großhirn laufen eine Vielzahl an wesentlichen Leistungen ab. Dort sitzen u.a. unsere Intelligenz, unsere Persönlichkeit, unser Denken, der Ursprung unseres Handelns und vieles, vieles mehr.

> *Das Großhirn, die neueste Entwicklung im Bereich Gehirn in den letzten Zehntausenden Jahren unserer Evolution. Ein revolutionärer Fortschritt im Lauf der Zeit. Es ist also noch recht frisch und hat sich auf dem Markt soweit auch behauptet. Die meisten entscheiden sich heutzutage für ein Großhirn.*

Das Großhirn kann grob in zwei Substanzen unterteilt werden. Es gibt die graue Substanz (substantia grisea) und die weiße Substanz (substantia alba). Die graue Substanz stellt die Neurone dar. Sie kommen im Großhirn in der Großhirnrinde (Cortex) vor, aber auch in den Basalganglien. Die weiße Substanz sind die Nervenfasern, also die Axone und Dendriten. Sie leiten die Informationen hin und her. Jede Nervenfaser ist mit einer fetthaltigen Isolierung umgeben, wodurch eine höhere Leitgeschwindigkeit erzielt wird. Die Leitungsgeschwindigkeit, bei isolierten Nervenfasern beträgt etwa 120 m/s und bei nicht isolierten ca. 1 m/s. Hier sieht man also, wie elementar diese Isolierung ist. Erst durch die Isolierung und die damit verbundene hohe Leitgeschwindigkeit wird die komplette Funktionsfähigkeit erst möglich.

Wenn man sich den Cortex, also die Großhirnrinde von außen ansieht, erkennt man die oben erwähnten Furchen und Windungen. Manche Furchen sind sehr markant, wodurch eine grobe Einteilung des Cortex in vier Bereiche möglich wird. Diese vier Bereiche werden auch als „Hirn-Lappen" bezeichnet. Es gibt folgende vier Lappen:

- Frontallappen (Stirnlappen)
- Parietallappen (Scheitellappen)
- Temporallappen (Schläfenlappen)
- Occipitallappen (Hinterhauptslappen)

Viele Forscher und Anatomen haben sich bereits mit der Thematik der Areale im Gehirn befasst. Es gibt immer wieder die Diskussion, in wie weit man einzelne Areale, einzelnen Funktionen zuordnen kann. Der aktuelle Forschungsstand zeigt, dass es manche Bereiche gibt, bei denen man eine grobe Funktionszuordnung machen kann. Allerdings muss man sich der Individualität des Gehirns, sowie dessen Fähigkeit zu Umstrukturierung bewusst sein.

Wenn man versuchen wollte den Hirnlappen grobe Funktionsbereiche zuzuordnen, dann könnte dies wie folgt aussehen:

Frontallappen:	- Motorik
	- Persönlichkeit
	- ...
Parietallappen:	- Sensibilität
	- räumliche Wahrnehmung
	- ...
Temporallappen:	- Hören
	- Gedächtnis
	- ...
Occipitallappen:	- Sehen
	- ...

Trotzdem soll hier nochmals erwähnt sein, dass dies nur eine sehr grobe Einteilung darstellt.

Das Großhirn als Big Boss? Nun zugegeben, das Großhirn hat einen wichtigen Einfluss auf unser Leben. Wären wir ohne seine Existenz unserer Selbst bewusst? Das Großhirn lässt sich auf jedenfall in drei Teile untergliedern. Da haben wir zum einen die Hirnrinde. Sie umgibt das ganze „corpus delicti" wie ein Mantel. Wie die Rinde eines Baumes, weißt auch die Hirnrinde Furchen und Windungen auf. Dadurch wird die Hirnrinde zusammengefaltet, was dafür sorgt, dass weniger Platz in Anspruch genommen wird. Die Hirnrinde ist

> *größtenteils aus sechs Schichten aufgebaut.*
> *Unterhalb der Hirnrinde, liegt das so genannte Marklager. Dies besteht*
> *aus einzelnen Markfasern. Vereinfacht ausgedrückt ist das Fett um*
> *einen Draht gewickelt. Das sorgt für eine bessere Leitungsfähigkeit, da*
> *Fett gut isoliert. Die Fasern verbinden die einzelnen Areale*
> *untereinander. Und dann gibt es da noch die Basalganglien. Auf diese*
> *komme ich später noch zurück.*

Der Cortex steht mit vielen subkortikalen (unterhalb des Cortex)
Zentren in enger Verbindung. Im Cortex wird unser Bewusstsein gebildet.
Zudem ist der Cortex mit sich selbst, bzw. unterhalb der Areale, eng
miteinander verbunden.

Wenn man sich das ganze Gehirn ansieht, kann man es in zwei Hälften
(Hemisphären) unterteilen. Zwischen den Hemisphären bestehen ebenfalls
nochmal Verbindungen (= der Balken- corpus callosum).

> *Das ganze Hirn kann man in zwei Hemisphären unterteilen. Von außen*
> *sehen beide gleich aus und sind durch einen langen Einschnitt, visuell*
> *voneinander getrennt, bzw. durch den Balken funktionell miteinander*
> *verbunden. Wer schon mal so ein Gehirn in seinen Händen hatte, hat*
> *bestimmt ein paar weitere markante Furchen erkannt. Diese Furchen*
> *unterteilen die zwei Hemisphären in vier große Lappen. Diese Lappen*
> *gibt es auf beiden Seiten, deshalb passt der Vergleich mit Zwillingen*
> *ganz gut. Trotzdem sind die Funktionen der einzelnen Lappen auf*
> *beiden Seiten nicht völlig identisch.*

Das Interessante ist, dass das Gehirn innerhalb (also von Areal zu
Areal, Hemisphäre zur Anderen, ...) mehr Verbindungen aufweist, als es
von außerhalb (z.B. von den Sinnen) an Verbindungen gibt. So könnte
man sagen, das Gehirn ist vorwiegend mit sich selbst beschäftigt.

Als letzter wichtiger Punkt sei noch erwähnt, dass eine Kreuzung
zwischen den Hemisphären des Gehirns und den Körperseiten besteht.
D.h. die linke Hemisphäre des Gehirns ist für die rechte Körperseite
zuständig und umgekehrt.

2.1 Big Boss

Eigentlich passt der Titel nicht so ganz. Der Titel lässt vermuten, dass es sich um eine Einzelperson handelt, doch dies ist weit gefehlt, wie man gleich sehen wird.

Irgendwo in einem Doppelhaus wohnt Familie Groß. Familie Groß ist eine sehr produktive Familie und trägt mit ihren 8 Kindern zu einem steigenden Bevölkerungswachstum bei. Das Haus ist durch einen großen Balkon miteinander verbunden. Unterhalb des Balkons ist ein großer Garten, der auch noch weiter um das ganze Doppelhaus zieht. Somit gibt es nur die Verbindung über den Balkon. Schön für die Kinder, so könnten sie viel im Freien spielen.

In jeder Haushälfte wohnen 4 Kinder und zudem ist in jeder Haushälfte auch ein Arbeitszimmer. In der einen Haushälfte das für die Mutter, im anderen das für den Vater. Mutter und Vater Groß sind sehr „fleißige Bienchen" und arbeiten viel in ihren jeweiligen Arbeitszimmern. Da jedes Elternteil die Kinder in der eigenen Haushälfte ständig sieht, kümmern sie sich auch jeweils vorwiegend um die Kinder, die in der jeweils eigenen Haushälfte leben.

Die Mutter hat ihr Arbeitszimmer in der rechten Haushälfte und der Vater hat sein Arbeitszimmer in der linken Haushälfte. In Familie Groß gab es auch bei Geburt und Namensgebung eine klare Aufteilung. Die Mutter war für die Geburt und der Vater für die Namensgebung zuständig. Da der Vater sehr analytisch und sehr mathematisch ist, dachte er sich mit Namen lässt sich nicht gut rechnen, deshalb bekommen die Kinder Zahlen und Buchstaben. Dann kann man sich die auch besser merken, oder? Was ich noch erwähnen sollte ist, dass es vier Zwillingsgeburten waren.

Mutter und Vater Groß sind beide große Größen in der Wirtschaft. Sie sorgen dafür, dass alles in ihren Firmen läuft und geben klare Anweisungen an ihre Mitarbeiter. Zudem bekommen sie aber auch sehr viele Informationen von ihren Mitarbeitern.

Jetzt, da die geographischen und pädagogischen Formalitäten besprochen wurden können wir uns ja mal um die einzelnen Familienmitglieder kümmern.

Vater Groß ist, wie schon erwähnt, eher der analytische und mathematische Mensch. Er erkennt sehr schnell Kleinigkeiten und kann sich aber auch schnell im Detail verirren. Logik und Rationalität sind ihm wichtiger als Emotion und Kreativität. Er kennt sich gut mit komplexen Konstrukten aus und der Zusammenhang zwischen Ursache und Wirkung ist eine Art Lebensmotto. Von seiner emotionalen Einstellung ist er eher positiv eingestellt. Er gilt als Optimist und seine sprachlichen Fähigkeiten sind außergewöhnlich.

Mutter Groß ist hingegen das Gegenteil von Vater Groß. Doch genau, dass ist auch der Grund warum sie sich so gut ergänzen und so gut zusammenarbeiten können. Mutter Groß sieht die Welt eher etwas negativer, aber trotzdem ergreift sie schnell eine musische Inspiration und lässt ihrer kreativen Ader freien Lauf. Musik und Gesang zieht sie der „simplen" Sprache vor. Dafür sind ihre räumlichen Fähigkeiten exzellent. Ihr müsstet sie mal einparken sehen. Sie bekommt eine Limousine in die kleinste und engste Parklücke – erstaunlich. Sie legt weniger Wert auf Genauigkeit, ihr ist der Gesamtzusammenhang wichtiger. Wenn das grobe Ganze stimmt, braucht sie sich um Einzelheiten nicht zu bemühen. Sie malt sehr viel Portraits und verdient sich nebenbei so auch ein paar Groschen.

Die Kinder Groß sind auch eine interessante Rasselbande. Das Beeindruckenste ist, dass beide Zwillinge dieselben Interessen entwickelt haben.

Zwei von ihnen sind Planer. Sie kümmern sich unter anderem um die Bewegung. Sport hat ihnen immer schon viel Spaß gemacht. Ständig sind sie unterwegs, stets in Bewegung und eifrige Sportler. Neben ihrem Sport legen sie sehr viel Wert auf Ethik und Moral. Sie wirken als eine Art Gewissen auf die anderen Kids ein. Sie haben eine starke Persönlichkeit entwickelt, die ihnen die enorme Durchsetzungsfähigkeit und Selbstbeherrschung gibt.

Zwei andere sind Sensibelchen. Sie sind sehr darauf bedacht was ihr Umfeld tut. Sie möchte nichts falsch machen und nehmen sich somit viel Zeit zur Analyse ihrer Umwelt. Sie achten vorwiegend auf Reize die durch Körperkontakt entstehen. Sie sind da beide etwas empfindlich.

Ebenso gibt es zwei Esoteriker. Sie sehen was in der Zukunft liegt, was gerade ist und was in der Vergangenheit war. Sie sehen vieles und kümmern sich vorwiegend um ihre seherischen Fähigkeiten.

Zu guter Letzt gibt es noch zwei Musiker. Sie können sich unheimlich viele Dinge merken, vor allem Musikstücke. Sie lieben die Musik und könnten ihr den ganzen Tag frönen. Sie erkennen feinste Unterschiede in der Tonlage und Tonfrequenz. Sie werden bestimmt mal große Musiker.

So, jetzt wissen sie ein wenig über die Familie Groß. Interessante Familie. Gibt nicht viel Sinn und Zusammenhang, aber wer will das schon?

Zwillinge bieten eine interessante Fragestellung. In wie weit sind wir durch unsere Gene determiniert und in wie weit werden wir durch unsere Umwelt geprägt. Bei Familie Groß haben sich die Zwillinge nicht unterschiedlich entwickelt, doch Familie Groß ist kein Maßstab. In den letzten Jahren wurden immer mehr Hinweise deutlich, wie groß der Einfluss unsere Umwelt auf unsere Gene ist. Es gibt eine Art Gleichgewicht zwischen Genen und Umwelt. Dies ist auch daran erkennbar, dass sich z.B. Zwillinge unterschiedlich entwickeln können.

3. Das Zwischenhirn

D as Zwischenhirn (Diencephalon) liegt zwischen den Groß- und dem Mittelhirn. Das Zwischenhirn besteht aus vier Teilen:

- Thalamus dorsalis (allgemeine Bezeichnung: Thalamus)
- Subthalamus (= globus pallidus, Teil der Basalganglien)
- Epithalamus (enthält die Epiphyse)
- Hypothalamus (enthält die Hypophyse)

Das Zwischenhirn ist ein sehr wichtiger Bestandteil des Gehirns. In ihm laufen eine Vielzahl an essentiellen Funktionen ab.

Der Thalamus liegt so zu sagen im Zentrum des Gehirns und ist an so gut wie fast allem mitbeteiligt. Er wird oft auch als „Tor zum Bewusstsein" bezeichnet. Fast alle aufsteigenden Bahnen verlaufen durch den Thalamus, bzw. werden dort umgeschaltet. Der Thalamus nimmt somit Einfluss darauf, welche Informationen ins Bewusstsein gelangen und welche unbewusst verarbeitet, oder ignoriert werden. Zudem nimmt der Thalamus noch an vielen anderen Funktionen Einfluss. Hier soll des Weiteren noch die Aufmerksamkeitssteuerung erwähnt werden, wie auch die Beteiligung an den Wachheitsgraden.

Der Subthalamus wird später im Rahmen der Basalganglien behandelt.

Der Epithalamus mit der Epiphyse nimmt Einfluss, bzw. steuert unseren Biorhythmus. Die Epiphyse produziert Melatonin, ein Hormon, das in Zusammenhang mit der Müdigkeit steht. Des Weiteren produziert die Epiphyse auch andere Hormone die auch bei der Geschlechtsreifung mitbeteiligt sind.

Der Hypothalamus ist so zu sagen der Chef des vegetativen und hormonellen Nervensystems. Er reguliert und steuert die vegetativen, unwillkürlichen und teils unbewussten Abläufe, die uns u.a. am Leben erhalten.

> *Das Zwischenhirn besteht insgesamt aus vier Teilen. Den Ersten kennen wir als Thalamus dorsalis. Die Anderen haben unterschiedlichste Aufgaben. Der Zweite z.b. ist eine große Nummer im Bereich unbewusste Körperfunktionen. Er leitet als Chef das vegetative Nervensystem und kümmert sich darum, dass wir nicht einfach tot umfallen. Denn das wäre nicht so gut und könnte tödlich enden. Man nennt diesen Teil auch Hypothalamus. Der dritte Teil zählt zu den Basalganglien. Man nennt ihn auch Subthalamus. Der Vierte und letzte Teil nennt man Epithalamus. er enthält die Epiphyse und wirkt am Biorhythmus mit. Ebenso an der Produktion von Melatonin und anderen Hormonen.*

3.1 Knochenkotzer der Türsteher

„„Gestatten Sie mir mich höflicherweise vorzustellen? Meine Freunde nennen mich liebevoll Knochenkotzer. Aber unter uns, eigentlich gebührt mir dieser Name gar nicht. Aber als Türsteher bekommt man da doch mehr Ansehen, wenn man mit seinem Namen die ersten Gäste ein wenig einschüchtert. So trage ich immer, das von meinen Freunden aufwendig hergerichtete T-Shirt mit dem Slogan „Knochenkotzer da – wer hat Bedarf?". Dies bügele ich immer bevor ich arbeiten gehe. Ich möchte für meine Gäste doch gut aussehen.

Entschuldigung, wo bleibt denn da mein Benehmen. Es gehört sich nicht mitten in einer Geschichten anzufangen, sondern ich sollte eigentlich am Anfang beginnen. Nachdem ich zum 4. Mal aus dem Gefängnis entlassen wurde, habe ich dringend Geld gebraucht. Leider ist die Schutzgelderpressung auch nicht mehr das was sie einmal war. Durch Wirtschaftskrise, Inflation und Euro- Krise sitzt den Menschen das Geld halt auch nicht mehr so locker. Darauf muss man Rücksicht nehmen. So bin ich darauf gekommen mir einen neuen Beruf zu suchen. Nach Möglichkeit sollte es ein Beruf sein, der nicht so ganz illegal ist. Damit hatte ich bereits schlechte Erfahrungen gemacht. Aber ich meine in der heutigen Zeit darf man sich über keinen Job mehr beschweren, sonst fliegt man ganz schnell wieder raus. Deshalb wäre es schön in einem Job zu arbeiten, der legal ist. Dies ist aber keine dringende Voraussetzung – bin da ja nicht so wählerisch. Als ich gerade dabei war mein Revier zu markieren, bin ich über eine Jobanzeige gestoßen. Da sucht ein Club einen neuen Türsteher. Das war immer schon ein Wunschberuf für mich. Stehen kann ich und ob des jetzt an der Tür ist, oder ob des am Fenster ist, ist mir eigentlich egal, Hauptsache das Geld stimmt. Entschuldigung, sie können ja gar nicht wissen, was da auf den Jobangebot stand, deshalb hier bitte:

Stellenausschreibung – Türsteher, mit der Liebe zum Detail gesucht

Auftraggeber:
Wir suchen für unser 5- Sterne- Restaurant einen neuen Türsteher. Wir sind ein sehr vornehmes Restaurant und haben eine große Vielfalt an Kunden und Aufgaben. Unser Restaurant liegt im Zentrum der Stadt und hat eine sehr gute Anbindung an alle öffentlichen Verkehrsmittel und besitzt ebenfalls einen großen Parkplatz.

Zu Ihren Aufgaben gehören:
- Gesindel aller Art fernhalten
- entscheiden wer rein darf und wer nicht
- entscheiden wer, wie viel Aufmerksamkeit bekommt
- Ökonomie und Kundenfreundlichkeit
- Organisation und Verbindungsglied zwischen Personal
  und Gästen
- Unterhaltungskünstler spielen

Wir bieten Ihnen:
- Entlohnung in Glukose und Sauerstoff, sowie versch.
  Neurotransmittern
- keine Wertschätzung
- keinerlei Bewusstsein, das es Sie gibt

Na, was meinen Sie? Klingt doch wie für mich geschaffen, oder? Da gehe ich gleich mal hin und bewerbe mich."

Als Türsteher hat Herr Knochenkotzer dieselbe Aufgabe wie das Zwischenhirn, bzgl. eines Teils des Zwischenhirns – der Thalamus dorsalis. Dieser weist eine Vielzahl an Funktionen und Aufgaben auf und ist durch seine Multitasking Fähigkeit bekannt und geliebt. Wer zum Großhirn will muss erst mal am Thalamus vorbei (außer der Riechimpuls – der möchte eine Extratour fahren). Der kümmert sich um

> *alle Flegel die meinen unser Gehirn mit Müll zu belästigen.*
> *Daneben hat der Thalamus dorsalis aber auch noch viele andere*
> *Aufgaben. Im Prinzip ist es eine zentrale Schalt- und Walt- Stelle in der*
> *Mitte vom Gehirn.*

Ist es nicht überraschend wie höflich der junge Mann ist? Gut, er ist vielleicht nicht die hellste Kerze auch der Torte, aber ich meine ist das denn wichtig? Gibt es Kriterien, durch die man den Wert eines Menschen messen kann? Ich meine eindeutig - nein. Zudem finde ich, dass wir Menschen zu sehr auf Oberflächlichkeit fixiert sind und die Schönheit der Tiefe verdrängen. Ein chinesisches Sprichwort sagt:

„Das Gesicht eines Menschen erkennst du im Licht. Seinen Charakter, aber im Dunkeln".

Ein Mensch der lernt, hinter die Fassade zu schauen, sich einem Menschen nicht nur oberflächlich nähert, der hat die Chance die Schönheit der Tiefe zu finden und zu genießen. Ist dies nicht auch ein Faktor der einen wirklich glücklich machen kann?

4. Der Hirnstamm

D er Hirnstamm ist, aus evolutionärer Sicht gesehen unser ältester Hirnanteil.

Der Hirnstamm ist aus evolutionärer Sicht der älteste Teil unseres Gehirns und hat zentrale Aufgaben im Körper. Er beinhaltet wichtige Zentren z.b. für vegetative Funktionen. Daneben weißt er noch ein Vielzahl von anderen Kernen und Zentren auf, deren Komplexität den Rahmen hier sprengen würde.

Den Hirnstamm kann man in drei Teile unterteilen:

- Mittelhirn (Mesencephalon)
- Brücke (Pons)
- Verlängertes Mark (medulla oblongata)

Zudem liegen innerhalb des Hirnstamms viele diffuse, verstreute Kerngebiete, die wiederum eine Vielzahl an Aufgaben haben.

Das Mittelhirn kann man ebenfalls in drei Teile unterteilen. Zum einen gibt es die Vierhügelplatte. Das sind vier Kerngebiete, in denen jeweils zwei auditive und visuelle Bahnen umschalten. Sie sind z.B. für Reflexe wichtig. Zum Zweiten gibt es einen „Hauptteil" in dem auch einzelne Kerngebiete liegen. Hier liegen z.B. die substantia nigra (schwarze Substanz – produziert Dopamin) und der rote Kern (nucleus ruber – für Motorik wichtig). Durch den Hauptteil zieht auch noch das Aquädukt, ein Teil des Liquorsystems, dass später noch behandelt wird. Der dritte und letzte Teil besteht aus vielen auf- und absteigenden Bahnen.

Die Brücke heißt aus gutem Grunde Brücke, denn sie stellt einen wichtigen Verteiler zwischen Kleinhirn, Großhirn, und dem Rückenmark dar. Neben verschiedenen Kerngebieten, ist die Brücke vorwiegend mit vielen Bahnen durchzogen.

Das verlängerte Mark ist ähnlich wie die Brücke. Auch sie enthält eine Vielzahl an Bahnen und einzelne Kerngebiete.

Wichtig zu wissen ist, dass der Hirnstamm in drei Abschnitte gegliedert werden kann und dass er für den Körper unersetzlich ist. Da hätten wir zum einen das Mittelhirn. Hier liegen zwei wichtige Kerngebiete – der rote Kern und die schwarze Substanz. Beide sind wichtig für die Motorik. Zudem weißt das Mittelhirn die so genannte Vierhügelplatte auf. Hier sind Umschaltzentren für auditive und visuelle Reflexe. Durch das Mittelhirn zieht auch noch ein Aquädukt. Wahnsinn was die da alles reingebaut haben. Unterhalb des Mittelhirns liegt die Brücke. Der Begriff Brücke trifft es ziemlich gut, denn es ist vorwiegend ein wichtiger Weg. Verbindung zum Kleinhirn und Verbindung nach oben und unten. Ein Wirr- Warr aus Bahnen. Hinter der Brücke liegt der IV. Ventrikel. Dann hätten wir zum Schluss noch unterhalb der Brücke das verlängerte Mark. Es ist der Übergang zum Rückenmark und sozusagen das Grenzgebiet zwischen Gehirn und Rückenmark.

Überall am Hirnstamm entspringt auch der Großteil an Hirnnerven. Diese versorgen vorwiegend den Gesichtsbereich, wobei einige auch auf andere Teile des Körpers Einfluss nehmen.

Ein weiteres großes, diffuses Kerngebiet, das durch den Hirnstamm zieht ist die formatio reticulares. Sie hat Aufgaben im Schlaf- Wach-Rhythmus und bei vielen anderen vegetativen Funktionen.

Durch das ganze Rückenmark zieht die so genannte Formatio reticulares. Ein diffuses Kerngebiet das ganz gut mit einem Hagelschlag verglichen werden kann. Diese Kerngebiete haben unterschiedlichste Aufgaben. Zudem entspringt über den ganzen Hirnstamm verteilt die Mehrzahl an Hirnnerven. Insgesamt gibt es 12 Hirnnervenpaare.
Man könnte hier auch den Vergleich mit einem echten Baum ziehen. Durch den Stamm ziehen viele Fasern, die die Äste, Blätter und Früchte mit Nährstoffen versorgen. Würde man den Stamm durchtrennen, wäre die Versorgung nicht mehr gewährleistet.

4.1 Stau auf der H1

Die H1 ist eines der größten Autobahnkomplexe die je in der Neuzeit gebaut wurde. Es ist nicht nur eine Autobahn die von A nach B führt. Nein, es ist eine 3D- Autobahn – cool, oder? Tausende von einzelnen Bahnen die auf- und abwärts führen und Unmengen an Platz für Autos bieten. Zudem gibt es eine Vielzahl an Autobahnkreuzen, die einzelne Autobahnen miteinander verbinden und somit die Dreidimensionalität ermöglichen. Man kann nach vorne, hinten, nach rechts und links, sowie nach oben und unten fahren.

Aber das ist ja noch lang nicht alles. Diese High- Tech- Autobahn hat noch ein paar Feinheiten, bzw. Spezifikationen. Dazu später mehr.

Wir befinden uns in einer Radiostation in der Nähe der H1. Hier sitzt Rolli Rollo, der rollende Reporter mit seinen aktuellen Staunachrichten auf der H1. Die H1 ist so groß und komplex, dass man sie in eine Vielzahl an einzelnen Autobahnen unterteilen muss. Durch diese Vielzahl an Autobahnen, gibt es auch einen eigenen Radiosender, der über die Straßenlage der H1 berichtet.

Rolli Rollo macht seine Arbeit aus Leidenschaft. Ein Reporter von Kindesbeinen an. Stets mit Mikrofon und Micky Maus Rekorder bewaffnet, zieht er in den Kampf gegen alle Informationen, die noch nicht an die Menschheit gebracht wurden. Durch seinen Ehrgeiz hat er es auch zum Inhaber des überall beliebten „H1- Rolli Rollo- Radiosenders" geschafft.

Neben der aktuellen Straßenlage, spielt Rolli Rollo auch gerne mal ein Liedchen, oder er muss mit ein wenig Werbung Geld verdienen. Aber er versucht dies in die Meldungen einzubinden, so dass es nicht ganz so langweilig wird.

Genau in diesem Moment gibt es wieder die aktuellen Straßenverhältnisse durch. Hören wir mal rein…

„Hier ist wieder euer Rolli Rollo und das war eine musikalische Einlage vom rechten Temporallappen. Ein echter Kracher und auch seit 20 Tagen auf der Nummer 1 der Hirncharts. Nun, aber zu euch da draußen. Ihr fleißigen Fahrer und Fahrerrinnen, die der H1 trotzen. Hier kommen nun die aktuellen Straßeninfos:

Auf der ME vom roten Kern zur grauen Substanz hat sich der Stau gelegt. So ist nun auch die Abfahrt rK- P wieder frei und wer also einen Ausflug in Richtung Süden machen möchte, nur zu. Wusstet ihr schon, dass es in der Nähe der grauen Substanz ein neues Fast- Food- Restaurant geöffnet hat? Dort gibt es das beste Dopamin im ganzen Hirn. Das sorgt für einen reibungslosen Bewegungsablauf und ist gut für unser Gedächtnis.

Auf der PO ist weiterhin zähfließender Verkehr. Dort stauen sich die Autobahnkreuze und viele Autos kommen von hinten von der KH. Der Rest fährt von oben nach unten und da ist ständig was los. Macht euch nichts draus, wenn sich was ändert – ist Rolli Rollo der erste der es weiß.

Auf der MO läuft es weiterhin schnell und fließend. Der vordere Teil der MO ist auf Grund der Autobahnkreuzung leider noch etwas zähfließend. Aber der hintere Teil, über die zwei Brücken die FC und FG läuft es sehr schnell und reibungslos. Dafür könnten die Fahrer der vorderen MO auf die OP ausweichen und so Richtung Süden gelangen. Ein kleiner Tipp für alle die es eilig haben.

Das war es auch schon mit den aktuellen Straßenmeldungen. Alle anderen Autobahnen laufen reibungslos. Eine Idee für alle Autofahrer: Genießt den Ausblick auf die Allee um euch. 12 große Bäume auf jeder Seite entspringen entlang der gesamten H1. Lasst euch von dem schönen Ausblick aber nicht ablenken.

Oh, da bekomme ich gerade noch eine Gefahrenmeldung herein. Vorsicht an alle Autofahrer auf der H1. Ein Hagelsturm kommt auf die H1 zu. Es kann zu Kirschkern großen Hagelfällen über die gesamte H1 kommen. Überall können diese Kerne liegen und die Fahrbahnen blockieren. Also Vorsicht da draußen. Gut, dann spielt euer Rolli Rollo noch ein Lied für euch."

Der Stau auf der H1 bietet einen guten Vergleich zum Hirnstamm. Denn durch den Hirnstamm müssen letztendlich alle auf- und absteigenden Bahnen. Dies kann dann auch zu einem ziemlichen Verkehrschaos führen. Aber nicht nur Bahnen von oben nach unten verlaufen durch den Hirnstamm. Es gibt auch noch mal eine große Menge an Bahnen die zum Kleinhirn verlaufen und dann noch einige die im Hirnstamm entspringen und dann im Gesicht/ Kopf oder Hals enden. Allerdings können hier aber auch nicht alle Bahnen genannt werden. Also ist da schon gut was los auf der H1.

---

5. Die Basalganglien

Die Basalganglien sind wichtige subkortikale (unterhalb der Hirnrinde des Cortex) Nervenzellansammlungen. Sie bestehen aus drei Teilen und man kann sie in unterschiedlicher Weise zusammenfassen.

Für dieses Buch nehme ich folgende Zusammenfassung: Es gibt auf der einen Seite das Striatum, bestehend aus zwei Teilen und auf der anderen Seite gibt es das Pallidum.

Striatum	Pallidum
Besteht aus: - nucleus caudatus - Putamen	Besteht aus: - globus pallidus/ Pallidum
Hemmung der Motorik und Erhöhung des Muskeltonus	Hemmung des Tonus und Steigerung der Motorik

Beide sind Gegenspieler – Antagonisten. Vereinfacht ausgedrückt könnte man sagen, dass der Eine den Tonus erhöht und somit die Motorik hemmt und der Andere den Tonus senkt und dadurch die Motorik fördert. Beide arbeiten, auch wenn sie Antagonisten sind, zusammen.

Wie bei der Metapher mit dem Fahrrad. Der Eine schmiert (Pallidum) und ölt das Fahrrad, damit es reibungsloser läuft. Währenddessen werden die Bremsen (Striatum) getestet und überprüft.

Die Basalganglien sind in das komplexe Netzwerk der Motorik fest eingebunden. Sie übernehmen dort eine Art Regelungseffekt. Sie dienen der Einleitung einer Bewegung, aber auch der flüssigen Fortführung der Bewegung.

Zwischen den Basalganglien und anderen Zentren im Gehirn sind vielfältige Verbindungen vorhanden. Sie nehmen einen wichtigen Einfluss auf unsere Motorik. So arbeiten die Basalganglien auch eng mit dem Kleinhirn zusammen. Ebenso wie beim Kleinhirn auch, ist es so, dass wenn die Basalganglien ausfallen, zwar die Motorik stark beeinträchtigt ist, aber trotzdem noch Bewegung stattfinden kann.

> *Die Basalganglien bestehen aus den zwei Gegenspielern Pallidum und Striatum. Beide Anteile sind essentiell für unsere Bewegungsinitiierung und flüssige Bewegungsfortführung. Sie sind in dem komplexen Mechanismus der Bewegungsausführung fest eingebunden. Es ist ein Wechselspiel von hemmenden und erregenden Neurotransmittern die Einfluss auf die Initiation, Ausmaß und Bewegungsfluss nehmen.*

Allgemein sei hier noch erwähnt, dass die Basalganglien des Weiteren noch in vielen anderen Prozessen eine wichtige Rolle spielen - so z.b. auch in der Sprache.

5.1 Speedy- Sleepy – Der träge Hektiker

Ich sage es mal so, dieser Herr ist nicht so ganz ausgeglichen. Heute Morgen zum Beispiel, rennt er wie ein wilder durch die Gegend und macht alle verrückt und während er rennt wird er immer langsamer und wird auf einmal so träge, dass er kurz vorm stehen bleiben ist. Inzwischen haben wir uns an ihn gewöhnt und wir tolerieren ihn, aber manchmal ist er etwas unberechenbar und dann ist es schwierig mit ihm zu arbeiten.

Ein guter Freund von ihm ist ähnlich eingestellt. Er arbeitet in einem Fahrradladen und repariert Fahrräder. Sein Spezialgebiet liegt im Ölen, Schmieren und den Bremsen. Kunden lieben seine schnelle Arbeit. Denn er kann innerhalb von Sekunden ein Fahrrad wieder in Schwung bringen. Er ölt und schmiert, bremst und lenkt, als gäbe es kein Morgen mehr.

Sein Wissen ist sehr beliebt und ebenso seine Fähigkeiten. Sehr häufig wird er bei Bewegungen hinzugezogen und um seine Feinabstimmung gebeten. Dies macht er leidenschaftlich gerne und auch sehr gut.

Auch bei ihm merkt man sofort, wenn er mal einen Tag krank ist. Denn dann läuft nichts mehr und man kommt hinten und vorne nicht mehr zu Recht. Also achten sie stets auf diesen Herrn.

6. Das Kleinhirn

Das Kleinhirn und das Großhirn haben ein paar Ähnlichkeiten. Da hätten wir zum einen, dass das Kleinhirn ebenfalls zwei Hemisphären besitzt und zum anderen auch über eine Kleinhirnrinde verfügt. Das Kleinhirn steht in direkter Verbindung mit dem Hirnstamm und darüber auch in indirekter Verbindung mit dem Großhirn. Die Kleinhirnrinde hat die Aufgabe ankommende Informationen zu ordnen und zu verarbeiten und dann an die Kerne im Inneren des Kleinhirns weiterzuschicken. Von hier aus geht es dann wieder raus aus dem Kleinhirn.

Das Kleinhirn weist drei evolutionäre Entwicklungen auf. Da hätten wir einmal das Uraltkleinhirn, das Altkleinhirn und das Neukleinhirn.

Ein Unterschied zwischen der Großhirn- und der Kleinhirnrinde liegt darin, dass die Kleinhirnrinde nur aus 3 und nicht aus 6 Schichten besteht, wie es bei der Großhirnrinde der Fall ist.

Interessant ist, dass bei einem Kleinhirnausfall die Motorik zwar stark beeinträchtigt ist, aber nicht komplett ausfallen kann, wie es z.B. bei einer Großhirnschädigung der Fall sein kann. Dies zeigt die eher beeinflussende und modulierende Funktion des Kleinhirns.

Das Kleinhirn bekommt von einer Vielzahl an Sensoren Informationen über den Körper, bzw. Gleichgewicht und Propriozeption (= Tiefensensibilität; Empfindungen über Muskelspannung, Gelenkstellung,...). Das Kleinhirn nimmt im Gegensatz zum Großhirn auch keinen Einfluss auf die bewusste Reizwahrnehmung, sondern arbeitet eher auf unbewusster Ebene. So bekommt es auch viele Reize, die es nutzt um die Motorik zu beeinflussen, ohne dass wir davon etwas merken. Was auch interessant ist, dass eine Kleinhirnhälfte oft mehrmals kreuzt und somit vorwiegend Einfluss auf die ipsilaterale Seite des Körpers nimmt, also auf die Gleiche Seite wie auch die Kleinhirnhälfte liegt. Das Kleinhirn nimmt ebenfalls noch Einfluss auf das motorische Lernen und Gedächtnis.

Alles in Allem kann man sagen, besser mit als ohne es. Das Kleinhirn fügt sich sehr schön in die Funktionsweise der gesamten Motorik ein. Man könnte es auch als eine Art Dirigent sehen, der dafür sorgt, dass jeder zur richtigen Zeit, mit seinem Instrument einsetzt und somit kein Wirr- Warr entsteht. Allgemein ist der Vergleich mit dem Dirigenten gar nicht so schlecht, denn wenn er ausfallen würde, dann könnten die Musiker trotzdem spielen, allerdings würde dann ein Durcheinander vorherrschen.

Das Kleinhirn hat zwei Hemisphären, eine Kleinhirnrinde, viele Faserbahnen und 4 Kerngebiete im Inneren. Die Kleinhirnrinde besteht aus 3 Schichten und bekommt vorwiegend Zuflüsse die sie verarbeitet und an die Kerngebiete im Inneren weitergibt. Die Kerngebiete projizieren größtenteils dann wieder nach draußen.

Man kann das Kleinhirn, auch aus funktionellen Gründen, in drei Anteile untergliedern (Archicerebellum= Uraltkleinhirn, Paleocerebellum= Altkleinhirn und Neocerebellum= Neukleinhirn). Funktionell ist das Kleinhirn vorwiegend in die Motorik eingebunden. Es erhält zwar eine Vielzahl an sensorischen Zuflüssen, die es aber vorwiegend für die Motorik nutzt. Das Kleinhirn spielt vorwiegend bei nicht- bewussten Vorgängen eine Rolle.

6.1 Little Boss – Der nette, alte Herr

J edes Alter hat seine Vor- und Nachteile. Die Kunst liegt darin, die Vorteile zu erkennen und zu nutzen.

In meiner Arbeit werde ich sehr geschätzt. Ich kann Ihnen sagen, dass ich meine Arbeit schon sehr lange mache und ein „alter Hase" in meinem Bereich bin. So schnell kann mir kein Grünschnabel etwas vormachen. Oft schon gab es Versuche mich zu ersetzten, aber alle sind gescheitert. Tja, was soll ich sagen – ich bin halt unentbehrlich.

Die Kinder sind unsere Zukunft. So heißt es als „Weisheit". Doch wenn ich mir so manche Jugendliche anschaue, dann frage ich mich, welche Zukunft uns bevor steht. Natürlich möchte ich nicht alle Jugendliche über einen Kamm scheren. Selbstverständlich gibt es noch Jugendliche, denen man mit Achtung begegnen kann und die Respekt verdienen, doch leider sind viele Tugenden nicht mehr so weit verbreitet. Respekt vor dem Alter – eine Legende aus alter Zeit? Natürlich gibt es auch ältere Menschen, denen es an einigen Tugenden fehlt, aber ich denke mir, dass es teilweise auch ein Problem der Generationen ist. Ich habe vor kurzem einen interessanten Bericht im Fernsehen gesehen. Dort haben zwei Jugendliche ein Experiment gewagt und sind für ein paar Wochen auf eine Alm gezogen. Der Almöhi hatte selber keine Kinder und das Zusammentreffen war recht sehenswert. Generationen, unterschiedliche Weltansichten und unterschiedliche Wertansichten trafen aufeinander wie ein Eisbrecher auf das Eis. Aber ähnlich wie bei der Titanic ging auch dieses Experiment unter. Von beiden Seiten war überhaupt keinerlei Verständnis für die andere Seite vorhanden.

Ist die Hektik und die Neugierde ein Privileg der Jugend und die Weisheit und die Ruhe ein Privileg des Alters?
Die Welt im Lauf und dem Wandel der Zeit. Persönlichkeit, Werte und Ansichten treffen aufeinander. Könnte man nicht auch voneinander lernen?

Aber nun zurück zu mir und meiner Arbeit. Ich arbeite in der Firma „brain". Gute Firma, stellt so ziemlich alles her. Recht kreativ und innovativ. Die Mitarbeiter kommen aus allen Bereichen dieser Welt und haben die unterschiedlichsten Lebenserfahrungen. Nette Leute. Meine Aufgaben liegen vorwiegend in der Strukturierung und der Organisation. Ich bekomme Unmengen Informationen von überall her und soll diese dann zusammenfügen und meinen Teile bei der Produktion beitragen. Meine Mitarbeiter sind auf mich angewiesen. Ohne mich würde der Laden zwar noch laufen, aber bei weitem nicht so reibungslos, wie wenn ich mithelfen würde. Ich habe im Laufe meines Lebens bereits zwei große Weiterbildungen hinter mir. Meine erste Ausbildung war im Bereich Gleichgewichtsregulation. Doch dies hat noch nicht ausgereicht. Die Firma wollte expandieren um mit der Evolution mithalten zu können und so wurde ich in meine erste große Weiterbildung geschickt. Hier wurde ich im Bereich Körperwahrnehmung ausgebildet. Diese Ausbildung war ziemlich anstrengend, aber ich will sie trotzdem nicht mehr missen. Meine zweite Ausbildung war dann im Bereich Kommunikation und Motorik. Der Schwerpunkt lag auf interaktiven Konzepten, bei denen ich in der Multitasking- Fähigkeit trainiert wurde und mich mehr auf die neuen Technologien konzentrieren sollte. Letztendlich sind alle Ausbildungen wichtig für meine jetzige Arbeit.

7. Gleichgewicht und Hören

Ein interessanter Titel. Er verbindet in einem Satz, was zusammengehört. Gehör und Gleichgewicht liegen beide im Ohr und ziehen dann von dort gemeinsam als Nerv in Richtung Hirnstamm. Dort werden sie dann auf den jeweils entsprechenden Kern/ Zentrum umgeschaltet und ziehen weiter seine „Kreise".

Der Ort im Gehirn, in dem das Gehörte verarbeitet wird, liegt im Temporallappen (auf der Höhe zwischen Schläfen und Ohren, bzw. hinter dem Schädel auf dieser Höhe). Natürlich muss man noch unterscheiden, was man gerade gehört hat. Denn wenn es sich z.B. um Sprache handelt kommt noch ein weiteres Zentrum ins Blickfeld, bzw. weitere Zentren, für Assoziationen.

Beeindruckend finde ich es immer wieder, dass jeder Reiz von außen, egal ob etwas auditives, etwas visuelles oder etwas taktiles, jeder sensorische Reiz ist im Gehirn nur ein Aktionspotential. Das heißt ein spezifischer Rezeptor wandelt den äußeren Reiz in ein Aktionspotential um und schickt diesen an das Gehirn. Erst das Gehirn sorgt wieder dafür, dass wir den Reiz wahrnehmen.

Und noch was interessantes: Genau genommen leben wir und unsere Wahrnehmung in der Vergangenheit. Wenn wir z.B. einen Ton hören, dann wird dieser zu unserem Gehirn geschickt und dort erst wahrgenommen und verarbeitet. Das bedeutet, wir nehmen immer Töne aus unserer Vergangenheit (auch wenn es sich hierbei nur um Bruchteile einer Sekunde handelt) wahr. Sie können sich dies aber auch wie ein Foto vorstellen. Ihr Auge macht ein Foto und schickt dies zum hinteren Teil des Gehirns. Wenn nun dieses Bild hinten ankommt, ist aber vorne beim Auge schon wieder ein neues Bild gemacht worden. Dies ist bei allen Sinnen gleich.

Haben Sie eine Lieblings- Musik- CD, die Sie schon sehr oft gehört haben. Sie haben sich die Reihenfolge der Lieder eingespeichert und können sogar den Text mitsingen. Eine unglaubliche Leistung unseres Gehirns. Sie wissen dadurch schon welches Lied kommt, noch bevor es überhaupt angestimmt wird. Wenn Sie dann mal diese CD, bzw. deren Titel durcheinander abspielen lassen, wird ihre Aufmerksamkeit doch immer wieder hingelenkt. Doch warum ist das so? Wenn Sie ein Muster, wie z.b. die Reihenfolge der Titel abgespeichert haben, sagt ihr Gehirn/ Gedächtnis den nächsten Titel voraus. Wenn dann nun dieser Titel nicht kommt ist dies eine Anomalie. Bei Anomalien wird unsere Aufmerksamkeit schnell darauf gerichtet. Das bedeutet aber auch, dass wir in einem gewissen Sinne die Zukunft voraussagen können, oder?

Also streng genommen gibt es für uns die Gegenwart nur in geringem Teil. Denn wir leben eigentlich mehr in Vergangenheit und Zukunft. Darauf werde ich aber zu einem späteren Zeitpunkt nochmal zurückkommen.

Wenn wir nun uns das Gleichgewicht noch ein wenig anschauen, wird uns bewusst, dass es uns eigentlich gar nicht bewusst ist. Oder können sie das Gleichgewicht so empfinden wie einen Ton, ein Bild, einen Stift oder Druck auf die Hüfte? Das Gleichgewicht wird uns in der Regel erst dann bewusst wenn es nicht mehr so gut funktioniert oder vorübergehend beeinflusst ist. Das liegt vielleicht auch daran, dass die Funktionen des vestibulären Systems vorwiegend auf der unbewussten, bzw. vorbewussten Ebene ausgeführt werden. Es gibt ein paar kleine Zentren im Parietallappen, die vestibuläre Informationen verarbeiten. Aber wie schon erwähnt, arbeitet das vestibuläre System vorwiegend auf eine unbewussten, bzw. vorbewussten Ebene. Die Zentren im Hirnstamm für Gehör und Gleichgewicht haben vielfältige Verbindungen zu allen möglichen Bereichen.

> *Das auditorische System ist primär für das Hören, das vestibuläre System primär für das Gleichgewicht zuständig.*
> *Beide Systeme haben ihr peripheres Organ im Innenohr und benutzen durch den n. vestibulocochlearis auch ein gemeinsames Wegstück. Beide ziehen zuerst in den Hirnstamm wo sie auch versch. Nuclei um geschaltet werden. Die Hörempfindungen gelangen bis hoch in den Temporallappen in den auditorischen Cortex. Das vestibuläre System wirkt mehr als Informationssammler und –vermittler. Er arbeitet eher auf einer niederschwelligen Ebene, trotzdem ist diese sehr wichtig. Beide Systeme haben viele „Querverbindungen", weitere Verbindungen zu anderen Bereichen, z.B. Mitwirkung an Reflexbögen.*

Nun das liegt daran, dass man sich die Schnecke (fürs Hören) und das Labyrinth (fürs Gleichgewicht) beides wie Schläuche vorstellen muss. An der Innenwand dieser Schläuche sitzen Härchen, bzw. Rezeptoren. Die Schläuche sind mit einer Flüssigkeit gefüllt und durch Schall oder durch die Schwerkraft, wird diese Flüssigkeit in Schwingung, bzw. Bewegung versetzt. Durch diese Bewegung gelangen auch die Härchen/Rezeptoren in Bewegung und schicken die entsprechenden Informationen ans Gehirn weiter.

Jetzt haben wir so viel „schwere Kost" gehabt. Nun noch eine kleine Anekdote von einer Schnecke.

Schneck, Schneck, ich schneck so vor mich hin. Doch was ist denn das? Ein Garten juhu! Ganz viel Essen, da mach ich mich doch gleich mal auf den Weg. Und vielleicht schaffe ich es dann bis zu meinem Geburtstag in 2 Wochen den Garten zu erreichen.

Meine Freunde nennen mich immer Schnecke. Gut, das könnte jetzt auch an meiner Gattung liegen, aber die beziehen es eher darauf, dass ich mich bei vielen einschleime. vorwiegend bei meinem Vorgesetzten. Der will immer dass ich schneller arbeite. Aber ich meine, dann hätte er keine Schnecke einstellen sollen, oder?

Nach einiger Zeit habe ich dann den Garten erreicht. Doch was riecht meine nichtvorhandene Nase da? Lecker Bier! Gut, ich gebe es zu, ab und zu genehmige ich mir ein kleines Bierchen. Aber was ist denn das? Ein Labyrinth? Da steht auch ein Warnhinweis dran: Alkohol ist nicht gut für dich! Alkohol kann zu Schwindel und zu einer Reiz- Reaktions- Verlangsamung führen. Egal was interessiert mich schon so ein Labyrinth, oder so ein blöder Warnhinweis. Nur die Harten kommen in den Garten – im wahrsten Sinne des Wortes, oder? Nach einem anzüglichen Trinkspruch, kippt sich die Schnecke, das Bier hinter die Binde. Und was soll ich sagen? Kurz darauf, verlor die Schnecke das Gleichgewicht und landete in einer Bierfalle. Hätte sie doch nur aufs Labyrinth gehört.

Welche Wahrheit, in welch wenigen Zeilen verpackt…

7.1 Die Symphonie des Fallens

Der Lärm der Stille,
bricht herein in die Höhle,
nur ein leichtes Pfeifen,
doch so laut, wie Gebrüll.

Dringt unaufhaltsam vor,
durchdringt Blockaden,
hart wie weich,
gedämpft durch Fell.

Doch hält sie stur,
den Weg des Lautes,
vorbei an der Steige,
geschmiedet mit Amboss und Hammer.

Dringt nun ein,
in das kühle Nass,
lässt sich vom Wasser treiben,
wie die Alge im Meer.

Eine kleine Bewegung,
je nach Schwingung,
vorn oder hinten,
verlässt sie das Nass.

Muss noch durch die Schnecke,
ein letztes Hindernis.
Nimmt nun den Weg des Freundes,
zusammen weniger allein.

Gefallen und doch gefangen,
gehalten, weich gefallen,
alles in Bewegung,
Der Fluss der Zeit.

Der Fall bewegt,
was bewegt gehört,
Wasser und Alge,
wie bei Ton der Stille.

Durchdringt einen Irrgarten,
nein, ein Labyrinth,
es gibt einen Weg hinaus,
dort wartet der Freund.

Nimm nun den Weg des Freundes,
zusammen weniger allein.
Die Symphonie des Fallens.

(Thomas Berger)

Was möchte man nun mit dieser Ode an die Sinne erreichen? Haben sie den Weg erkannt? Beide Sinne, Hören und Gleichgewicht nehmen denselben Ort ein – das Ohr. Dort nehmen sie ihren Ursprung und dort heraus ziehen sie gemeinsam in Richtung H1.

Was würden wir ohne diese Sinne tun? Haben Sie sich diese Frage einmal gestellt? Wenn man taub wäre, nichts mehr hören könnte, weder Musik, noch die beruhigende Stimme eines Freundes?

Oder wie würde man sich ohne Gleichgewicht fühlen? Man würde ständig das Gefühl haben zu fallen. Lediglich starke körperbezogene Reize könnten eine kleine Erleichterung geben. Doch selbst am Boden liegend, hätten sie das Gefühl zu fallen. Schwer sich vor zu stellen, doch gibt es einige wenige Menschen die unter einer solchen Schädigung leiden.

Wieso müssen erst Dinge verloren gehen, bevor man deren Wert zu schätzen lernt?

8. Die Sehbahn

Die Sehbahn weist einen interessanten Verlauf auf. Es beginnt in den Augen, bzw. in der Retina, der Netzhaut. Dort liegen die ersten Neurone die für die Verarbeitung von Sehreizen zuständig sind. Am blinden Fleck verlässt der Sehnerv dann das Auge und läuft in Richtung Hinterhaupt.

Man unterscheidet ein temporales (äußeres) und ein nasales (inneres) Gesichtsfeld. Die beiden inneren Gesichtsfelder kreuzen ihren Verlauf in der Sehbahnkreuzung (chiasma opticum), während die beiden äußeren, keine Kreuzung haben. Durch diese Kreuzung und die Kreuzung in der Retina ist gewährleistet, dass Informationen die auf der linken Gesichtsfeldhälfte zu sehen sind, in der rechten Hemisphäre und umgekehrt verarbeitet werden.

Im Gehirn liegen die visuellen Areale vorwiegend im Hinterhauptslappen. Insgesamt gibt es mehr als 25 einzelne Areale die an der komplexen Verarbeitung von visuellen Informationen beteiligt sind.

Interessant ist auch, dass wir eigentlich alles verkehrt herum sehen müssten, wenn unser Gehirn nicht alles nochmal umdrehen würde. Der Einfall von visuellen Informationen in das Auge verfolgt eine klare Linie. Nehmen wir z.B. an wir würden lediglich einen einzigen visuellen Lichtpunkt erkennen und dieser würde von unten rechts kommen, dann würde er einen geraden Verlauf in unser Augen nehmen und in der linken oberen Retina abgebildet werden. So ist es mit jedem anderen Lichtpunkt auch. Daher sehen wir eigentlich alles verkehrt herum.

Wenn wir nun eine Brille aufsetzen würden, die alle Informationen nochmals dreht, bevor sie in unsere Retina kommt, würde wir für einige Zeit die Welt auf dem Kopf stehen sehen, doch dann würde sich das Gehirn daran anpassen und wir würden wieder alles richtig herum sehen. Nehmen wir dann die Brille wieder ab, steht alles wieder auf dem Kopf.

In unserem Leben sind wir sehr stark durch unser Sehen beeinflusst. Es ist ein teilweise dominierender Sinn, auf den wir uns (manchmal) zu sehr verlassen. Dies zeigt sich auch in unserer Sprache, mit Aussagen wie z.B.

Liebe auf den ersten Blick. Allein diese Aussage suggeriert wie sehr wir von unserem Sehen dominiert sind. Denn nach meiner Auffassung, haben Gefühle mehr mit Liebe zu tun als das Sehen.

So hat auch leider das Aussehen in unserer Gesellschaft einen zu großen Stellenwert. Alles muss immer schöner, schlanker und besser sein. Menschen werden auf ihr Äußeres reduziert und das ist doch ein Armutszeugnis für unsere Menschheit. Wer in solchen Oberflächlichkeit zu Hause ist, hat den Wert der Tiefe nicht erkannt. Menschen die mit Gewalt den Lauf der Zeit aufhalten wollen, ewige Jugend. Doch kommt man damit wirklich weiter, oder ist dies nicht nur eine Art der Selbstzerstörung. Macht man sich nicht selbst unglücklich, wenn man Idealen hinter her rennt, die von eine mächtigen Industrie geschaffen werden und auf illusionären Konstrukten basieren? Welches Bild in einer Modezeitschrift ist denn nicht noch einmal überarbeitet, „Fehler" retuschiert und durch eine utopische Perfektion ersetzt. Sind wir denn nicht pervers, wenn wir versuchen einer solchen Illusion hinterher zu rennen? Zumindest ist dies doch ein Ziel das man nie erreichen kann. Das einzige was man daraus gewinnt ist Unglück und Selbsthass. Dabei sollten wir unser Selbst doch lieben lernen. Wer die Zeit mehr damit verbringt, vergangenem hinter her zu rennen oder ständig etwas an sich zu ändern, verpasst die Möglichkeit die Schönheit des Augenblicks zu erleben. „Schönheit liegt im Auge des Betrachters" sagt man. Da ist meiner Meinung nach viel dran, aber ich finde auch, dass Schönheit im Herzen und in der Persönlichkeit eines Menschen liegt. Denn dies ist eine unvergängliche Schönheit, für die es zu kämpfen lohnt.

Ich möchte zum Abschluss noch eine kleine Geschichte erzählen, die ich vor einiger Zeit einmal gelesen habe, bzw. von einer Freundin zugeschickt bekommen habe.

In einem kleinen Bergdorf, in den schönen Bergen. Strom und fließend Wasser gibt es nicht in diesem Bergdorf. Es gibt lediglich eine Quelle in der Nähe des Dorfes. Jeden Tag geht ein alter Mann mit einer Schultertrage zu der Quelle und holt frisches Wasser. Ein kleiner Junge beobachtet den alten Mann jeden Tag. Die Schultertrage des alten Mannes besteht aus einem Holzgerüst mit zwei Gurten und zwei Tongefäßen. Die eine Ton Vase hat einen kleinen Sprung. Die andere ist noch völlig in

Takt. Doch aus irgendeinem Grund stört dies den alten Mann nicht. Für den kleinen Jungen ist dies unverständlich, denn jedes Mal wenn der alte Mann wieder im Dorf ankommt ist nur noch die ganze Vase voll und die andere leer. Eines Tages geht der Junge zu dem alten Mann und fragt ihn warum er denn die kaputte Vase nicht austauschen würde. Daraufhin sagte der alte Mann zum Jungen, dass er ihn begleiten solle und dann würde er es sehen können. Sie gingen zu der Quelle und liefen daraufhin wieder zurück. Auf dem Rückweg fragte der Junge den alten Mann nochmal nach der Vase und dieser zeigte auf den Wegesrand. Während sie den Weg lang liefen, tröpfelte langsam aber stetig Wasser aus der Vase heraus und goss somit die vielfältigen Blumen am Wegesrand. Dann sagte der alte Mann zum Kind: „Nur weil eine Vase einen kleinen Sprung hat, ist sie deshalb doch nicht kaputt und nicht mehr zu gebrauchen. Jeder hat seine Stärken und Schwächen, so auch eine Vase. Wenn ich diese Vase nicht hätte, könnte ich mich nicht an der Farbenpracht der Blumen erfreuen. Dann wäre mein Weg sehr öde und langweilig. So habe ich jeden Tag etwas woran ich mich erfreuen kann. Dies ist mir mehr wert als eine neue Vase. So wird die, wie du sie nennst kaputte Vase, für mich sehr wertvoll. Darum urteile nie schnell und lasse dich nicht von deinen Augen täuschen. Blicke dahinter, dann erkennst du die Wahrheit."

8.1 Das schöne Biest

Es war einmal vor langer Zeit, in einem schönen Königreich. Da gab es eine schöne Maid, stets gepflegt, geboren im hohen Adel. Jede Magd war auf sie neidisch und jeder Bauernjunge wollte sie heiraten. Doch sie war sehr wählerisch und wollte sich nicht mit dem Pöbel abgeben. Darum ging sie ins Internet und setzte eine Annonce in eine Dating- Community:

„Bezaubernde Maid (22), aus gutem Hause, sucht Mann (zw. 24 und 28) für ein Leben im Schloss. Melde dich bei mir unter folgender Adresse: Charlotte- Irmgard von Knüttelbruck; 1000000 Märchenwald Süd- West."

Daraufhin meldete sich keiner bei dieser bezaubernden Maid. Doch sie gab die Hoffnung nicht auf, dass ihr Traummann sich noch melden würde.

Eines Tages kam eine Nachricht in ihr Webprofil. Ein Mann namens Alois Fernandez Moriniós del Motto. Er kommt aus dem Nachbar- Märchenwald und hat gerade ihre Anzeige gelesen und auf ihrer Seite gepostet. Er schickte ihr eine Wegbeschreibung zu, mit deren Hilfe Sie den Nachbar- Märchenwald finden kann.

Sie machte sich sofort auf den Weg. Ging runter zu ihrem nagelneuen Rennwagen und setzte sich hinein. Da sie in der Geographiestunde in der Schule gefehlt hatte, nutzte sie ihr Navigationssystem. Sie musste alle Informationen einzeln in das Gerät eingeben. Das Gerät ist trotzdem neueste High- Tech, mit dreischichtiger visueller Datenverarbeitung. Nachdem die Informationen nun im Navi waren berechnete dieses den Weg zum Ziel. So fuhr das Fräulein los. Das Navi schickte sie zu einer großen Kreuzung, bei der sich zwei der vier Autobahnen kreuzten. Doch auf die Technik konnte sie sich verlassen und kam so schließlich an ihr zweites Etappenziel. Zwei Felsenvorsprünge die aussahen wie Kniehöcker. Hier muss sie die Fahrbahn wechseln und muss noch einen weiten Weg auf einer mehrspurigen Fahrbahn fahren. Doch letzten Endes erreichte sie das Schloss ihres Prinzen. Es lag auf der anderen Seite, von der aus sie gestartet war. Sie stand nun vor diesem riesigen Schloss mit mehr als 25 Zimmern. Zwei große Flure gaben eine grobe Richtung vor, aber trotzdem waren die 25 Zimmer weit verbreitet im hinteren Teil des Märchenwaldes. Alle haben etwas mit dem Prinzen zu tun und haben eine wichtige Aufgabe. wie soll sie hier nur ihren Prinzen finden?

Sie rannte die Treppen hinauf und brach die Tür mit dem Fuß auf. Keine Sekunde wollte sie auf ihren Prinzen mehr verzichten. Sie rannte die Wohnungstreppe hinauf, ab ins Wohnzimmer. Dort saß er mit dem Rücken zu ihr auf dem Sofa. Als er hörte wie sie hereinbrach, stand er auf und schaute sie an.

Es war Liebe auf den ersten Märchenwald- Blick. Beide waren wie für einander bestimmt. Sie heiratete ihn zwei Tage später, nur um ihn zwei Wochen darauf wieder für einen anderen zu verlassen. Sie hatte sich in das Haus- Biest Hans- Peter verliebt. Mit ihm ist sie dann nach Las Vegas durchgebrannt.

Gut, an manchen Stellen etwas überzogen, aber im Großen und Ganzen gar nicht so schlecht, oder?

9. Die aufsteigenden Bahnen im Rückenmark

Im Rückenmark gibt es einige aufsteigende Bahnen. Zu den wichtigsten gehören auf jedenfall

- ☐ Vorderseitenstrangbahnen – tr. spinothalamicus lateralis et. anterior
- ☐ Hinterstrangbahnen – Fasciculus cuneatus et. gracilis
- ☐ Kleinhirnstränge - tr. spinocerebellaris posterior et. anterior

Beginnen wir mit den Vorderseitenstrangbahnen. Sie kümmern sich um Schmerz und Temperatur zum einen und um Berührung und Druck zum anderen. In ihrem Verlauf gibt es noch ein paar Feinheiten, die wir aber hier nicht im Einzelnen erwähnen müssen. Wichtig ist zu wissen, dass alle letztendlich ihre Seite kreuzen und alle durch den Thalamus in den Cortex ziehen.

Die Hinterstrangbahnen sind vorwiegend für Druck, Berührung, Vibration, Lageempfindung und Diskrimination zuständig. Im Prinzip die bewusste Wahrnehmung von unserem Körper, vorwiegend unserer Extremitäten. Auch sie laufen letztendlich gekreuzt zum Thalamus und dann zum Cortex.

Dann hätten wir noch die Kleinhirnstränge. Diese Bahn liefert vorwiegend unbewusste tiefensensible Informationen an das Kleinhirn. Diese Informationen sind für das Kleinhirn sehr wichtig, denn ohne sie könnte das Kleinhirn seine Arbeit nicht richtig ausführen.

Von manchen Autoren wird eine Unterteilung in Protopatik und Epikritik empfohlen. Diese Unterteilung richtet sich nicht nach Oberflächen- oder Tiefensensibilität, sondern ist vorwiegend durch die anatomische Lage, bzw. deren Bahnen unterscheidbar. Die Protopatik ist eher für eine grobe Wahrnehmung wichtig und sendet die Informationen über die Vorderseitenstrangbahnen. Die Epikritik ist eher für die feine Wahrnehmung zuständig und sendet seine Informationen über die Hinterstrangbahnen.

Alle zusammen liefern bewusste oder unbewusste Informationen über unseren Körper, bzw. über Dinge die wir mit unserem Körper berühren.

Das Rückenmark besteht so wie das Gehirn aus grauer (Nervenzellen) und weißer (Nervenfasern) Substanz. Die graue Substanz liegt in der Form eines Schmetterlings in der Mitte des Rückenmarks. Die weiße Substanz liegt drum herum und beinhaltet die vielen auf- und absteigenden Fasern. Grundlegend kann man sagen, dass aufsteigende Bahnen für unsere Sensibilität und die absteigenden Bahnen für unsere Motorik zuständig sind, bzw. Informationen darüber übermitteln.

Gehen wir zum Abschluss mal von unserer Thematik weg und wenden uns noch kurz dem allseits beliebten Latein zu. Die lateinischen Bezeichnungen sind eigentlich sehr logisch. Denn sie ergeben sich in der Regel aus dem Ort oder der Form eines Gehirnbestandteiles. So werden z.B. auch die drei Bahnen nach ihrem Verlauf genannt, z.B.:

tr. spinothalamicus ☐ vom Rückenmark (medulla spinalis = Rückenmark ☐ spino = auf Rückenmark bezogen) zum Thalamus

9.1 Der große Preis vom Gefühlten Ich

Heute ist es wieder soweit, der große Preis vom Gefühlten Ich beginnt. Drei große Rennen, auf drei Verschiedenen Wegen und Orten. Wer diese Rennen gewinnt, hat das Körpergefühl erreicht. Es ist ein Rallye- Rennen und kein fahren im Kreis.

Die erste Strecke ist nichts für Schmalspur- Fahrer. Harte Kanten, schnelle Spurwechsel und alles mit etwa 120 m/s. Nach dem Motto, wer bremst verliert.
Der Start dieser Strecke liegt weit außen in der Peripherie. Dann geht es von dort aus über Stock und Stein zum ersten Checkpoint. Von dort aus weiter in Richtung Autobahn. Hier gibt es nun zwei versch. Wege, die man fahren kann. Der eine Weg führt über eine Fahrbahnkreuzung mit zusätzlichem Checkpoint, der andere geht direkt nach oben, ohne so einen frühen Checkpoint. Dieser hat ihn dafür relativ kurz vor dem dritten. Der

gekreuzte Weg zieht dann gerade nach oben, über die H1 zum Türsteher. Von dort aus geht es dann zum Big Boss. Der angekreuzte Weg führt kurz nach seinem zweiten Checkpoint ebenfalls zu einer Fahrbahnkreuzung und nimmt von hier an denselben Weg wie der andere gekreuzte Weg. Die, die diesen Weg geschafft haben den drückt es überall am Körper und jede Berührung Schmerz stark. Zudem hat sich durch diesen heißen Ritt die Körpertemperatur erhöht.

Die zweite Strecke findet unter Ausschluss der Öffentlichkeit statt. Sie soll nicht so ins Bewusstsein der Leute kommen, da dieser Ort geheim ist. Allerdings ist die Strecke dennoch nicht weniger wichtig.

Dieser Weg hat so manche Verzweigung die einen in die Irre führen kann, denn man fährt bei falscher Richtung immer im Kreis und kommt nicht vorwärts. Deshalb ist es wichtig die richtige Abzweigung zu finden. Es gibt sonst auch nur noch zwei Abzweigungen. Die eine kreuzt schon früh, die andere erst später. aber beide führen letztendlich zum little Boss. Wenn man dieses Rennen geschafft hat, hat man einen wichtigen Beitrag zum besseren Körpergefühl bekommen.

Die dritte und letzte Strecke schüttelt die Teilnehmer nochmal ordentlich durch. Selten kommt ein Fahrer an, der nicht über vibrierende Extremitäten, Druckgefühle und Schwierigkeiten bei Zuordnung und Unterscheidung der Extremitäten klagt. Trotzdem ist diese Strecke sehr beliebt unter den Fahrern und ist für ihre Feinheiten bekannt. Die Strecke beginnt wie alle in der Peripherie. Von dort aus geht es wieder zum ersten Checkpoint und von dort aus auf die Autobahn. Dann gleich steil nach oben, bis zur FC und FG der H1. Dort liegt der zweite Checkpoint und es wird gekreuzt um dann zum Knochenkotzer und letztendlich zum Big Boss zu kommen.

Bei dem gesamten großen Preis vom Gefühlten Ich wird Rolli Rollo alles live kommentieren und für alle Zuschauer berichten. Rolli Rollo hat bereits ein Interview mit dem Knochenkotzer geführt, der beim Rennen ja unter anderem eine wichtige Rolle spielen wird:
RR: „Herr Knochenkotzer, was meinen Sie, wie wird das Rennen heute ausgehen?"
KK: „Ja, Herr Rollo, das Ergebnis kann ich ihnen leider noch nicht sagen, doch kann ich ihnen eines sagen. Bei zwei Strecken werde ich mit

von der Partie sein und nur wer höflich und korrekt ist, darf bei mir vorbei."

RR: „Das klingt, als würden Sie sich gerne mit dem einen oder anderen anlegen, falls Höflichkeit und Korrektheit fehlen."

KK: „Selbstverständlich. Wer mich kennt, weiß wie sehr ich auf soziale Normen und Höflichkeit achte. Ein gutes Miteinander bedingt dies nun einmal. Da gibt man dem Einen oder anderen auch gerne mal noch was mit auf den Weg, damit er dies auch nicht vergisst."

RR: „Das bedeutet, dass sie unter anderem auch an den Verletzungen beteiligt sind, die die Fahrer am Ziel haben?"

KK: „Beim einen oder anderen geht es mit mir dann auch mal durch, aber ich meine es ja nur gut. Denn so vergessen sie es wenigstens nicht, stets höflich und korrekt zu sein. Ich meine, es geht ja auch anders. Eigentlich müssen die alle bei mir warten bis ich grünes Licht gebe und sage, so ihr dürft jetzt weiter. Wenn dann nun einer meint, Bitte und Danke nicht zu sagen, muss er eben auch mal auf die stille Bank. Ich lerne ja auch dazu. Da soll noch mal einer sagen Fernsehen bildet nicht "

RR: „Ich bedanke mich bei Ihnen und wünsche Ihnen viel Spaß für das kommende Rennen."

KK: „Danke, Herr Rollo. Ihnen wünsche ich ebenfalls viel Spaß."

Rührend, oder? Hätten wir doch nur mehr von diesen netten Zeitgenossen…

10. Eine Ode an das Gefühl

Was wären wir ohne dich,
ein Klotz, ein Stein?
Ein reiner Verstand,
wiegt kein Herz auf.

Gefühl so überwältigend,
so ambivalent,
wie eine Träne,
aus Freud und Leid.

Können vor Freud springen,
vor Hass morden,
durch Empathie helfen,
durch Neid ausgrenzen.

Ein sozialer Tod,
ein menschlicher Tod?
Erkennt man sich selbst,
doch erst durch den anderen.

Zu wissen wer ich bin,
ein Gegenstück wichtig,
Spiegeln, Resonanz,
wie die Saite einer Gitarre.

(Thomas Berger)

Gefühle sind mächtige Instrumente, auf denen man nur mit Verstand spielen sollte. Woher kommen sie und wofür sind sie gut? Die Philosophie der Gefühle…

Um auf die Funktionalität der Gefühle einzugehen, bräuchte man sicherlich noch mehrere Bücher. Nicht umsonst wurden auch dicke

Bücher nur über dieses Thema geschrieben. Dennoch möchte ich auf ein paar Bestandteile eingehen, die an den Gefühlen beteiligt sind.

Da hätten wir zum einen mal das limbische System. Von manchen Autoren als Sitz der Emotion beschrieben, hat es Einfluss auf unser Empfinden. Dennoch sollte man sich klar machen, dass nicht alle Bestandteile des limbischen Systems daran mitwirken. Da gibt es z.B. den Hippokampus. Ein „Seepferdchen" auf das wir noch später eingehen werden. Es ist wichtig fürs Lernen und das Gedächtnis.

Ein Teil, das jedoch an den Emotionen mitwirkt ist z.B. die Amygdala, der Mandelkern. Ein kleine „Kugel" in der Mitte des Hirns, die z.B. bei Angst aktiv wird.

Ein weiteres System das mit Emotionen, vielleicht nicht direkt aber zumindest indirekt, zu tun hat ist das Spiegelneuronensystem. Spiegelneurone sind kleine lustige Zeitgenossen, die in vielen Bereichen des Gehirns nachgewiesen wurden und dafür sorgen, dass wir einen anderen Menschen verstehen können. Sie sorgen mit dafür, dass wir empathisch sein können. Typische Beispiele für ihre Funktion liegen z.B. im Gähnen. Wenn einer gähnt dauert es nicht lange bis auch ein weiterer gähnt. Oder, ein anderes Beispiel. Haben sie schon mal einen Menschen gesehen, der in eine sehr saure Zitrone beißt und dann das Gesicht verzieht. Was haben sie dabei gemacht. Ich nehme an, auch das Gesicht verzogen, oder? Vereinfacht gesagt passiert im Gehirn folgendes:

Die Neurone, die aktiv werden würden, wenn wir etwas bei uns selbst empfinden, selber etwas machen wollen, usw. werden auch dann aktiv wenn ich selbiges beobachte. Nachgewiesen wurde diese „Phänomen" von einer italienischen Forschergruppe um den Wissenschaftler Giacomo Rizzolatti.

Ja, und dann haben wir natürlich noch unsere allseits beliebten Hormone. Da gibt es Glückshormone, Stresshormone, …. Sie können Einfluss auf unsere Laune haben, wie sie auch Einfluss auf unsere vegetativen Körperfunktionen nehmen können. Ein sehr nettes Hormon ist z.B. das Oxytocin. Es ist ein sehr interessantes Hormon, denn es wurde nachgewiesen, dass es unter anderem auch auf unsere Treue mit Einfluss nimmt. Je höher der Oxytocinspiegel, desto größer ist die

Wahrscheinlichkeit der Treue. Natürlich gibt es noch viele weitere Aspekte die auf die Treue einwirken.

Oxytocin wird, z.B. auch bei der Geburt ausgeschüttet und erstaunlicherweise nicht nur bei der Mutter, sondern auch beim Vater. Aus evolutionärer Sicht macht dieses Bindungshormon auch Sinn, denn dieses Hormon soll die Bindung zu unseren Nachkommen sichern, damit wir keine Ablehnung gegen das Kind aufbauen. Zudem wirkt das Oxytocin auch bei der Produktion von Muttermilch mit, bzw. dass diese überhaupt gebildet wird.

Dies sind nur ein paar Aspekte die Einfluss auf unsere Emotionen haben. Dann müsste man nun, neben physischen Aspekten aber auch noch den Blick auf die psychische Komponente der Emotionen richten. Erst dann wäre ein umfassender Blick möglich.

11. Blutversorgung und Liquorzirkulation im Gehirn

Es gibt im Gehirn zwei wichtige Flüssigkeiten, die eine große Bedeutung haben. Da hätten wir zum einen den roten Fluss – die Blutversorgung und zum anderen hätten wir noch die Liquorzirkulation- als den weißen Fluss anzubieten.

Die Blutversorgung ist sehr wichtig. Über das Blut bekommt das Gehirn seine Nährstoffe, vor allem aber Sauerstoff und Glukose. Beides essentiell für die Gehirnfunktion. Von Herzen aus geht es im Prinzip über zwei Wege in Richtung Hirnmasse. Der eine Weg geht geschützt durch den Wirbelkanal nach oben und der andere läuft „ungeschützt" nach oben. Der hintere, geschützte Weg (Vertebralen) geht durch das Hinterhauptsloch in den Schädel und vereinigt sich dann zur Basilaris, die dann sich wieder auf zweigt in die Posterioren. Der vordere Weg (Carotiden) gelangt, durch einen eigens für ihn gemachten Zugang in den Schädel. Danach teilt sie sich in die Medialen und die Anterioren auf. Die Posterioren, die Medialen und die Anterioren bilden zusammen die Grundlage für die Blutversorgung des Gehirns. Somit wird das Gehirn vorwiegend durch drei Arterien versorgt. Es gibt eine große Verzweigung/ Kollaterale (Anastomose) über die diese drei Arterien miteinander verbunden sind. Aber es gibt auch eine Reihe anderer Anastomosen. Diese sind von Mensch zu Mensch unterschiedlich ausgeprägt und sind eine wichtige Einrichtung, über die eine (Not)Versorgung im Notfall erreicht werden kann.

Der Liquor ist eine klare Flüssigkeit die als Filtrat des Blutes, als zweite „große" Flüssigkeit im ZNS vorkommt. Schutzfunktion, Temperaturausgleich und die Versorgung des Nervengewebes sind wichtige Aufgaben des Liquors. Der Liquor wird in den Hirnkammer/ Ventrikel gebildet, bzw. aus dem Blut filtriert und durchfließt zuerst die Inneren, dann die äußeren Liquorräume um schließlich wieder ins Blut zu gelangen.

Was noch keine Erwähnung hatte, waren die Hirnhäute – die Meningen. Diese umgeben das Hirnsubstrat wie eine enge Folie („so bleib´ s frisch!"). Es sind drei Schichten, die teilweise minimale Zwischenräume bilden.

11.1 Eine Fahrt auf dem roten und weißen Fluss

„Seit Jahren habe ich mir schon eine solche Fahrt gewünscht. Es ist eine Reise durch die ganze Welt. Wir werden einige Zeit unterwegs sein, doch für das was wir alles sehen werden, ist dies ein kleiner Preis.

Mein Name ist Marco Golf. Ich bin ein naher Verwandter des Entdeckers Marco Polo. Vielleicht kennen Sie ihn ja? Meine Frau und ich haben uns diese Reise zu unserer Hochzeit gewünscht. Nun gehen wir gemeinsam auf die lange Reise."

Der rote Fluss ist in diesen Landen der größte Fluss den es gibt. Durch die ganze Welt fließt er und wieder zurück. Es würde zu lange gehen, alle Etappen einzeln zu beschreiben. Deshalb steigen wir gleich beim Herzstück des roten Flusses ein und lassen unsere Abenteurer selber erzählen.

„Nun sind wir schon einige Zeit unterwegs, doch was jetzt kommen wird ist ein Höhepunkt auf unserer Reise. Es wird eine Art Wildwasserfahrt. Wir müssen nun noch ein Stückchen fahren, bis wir in eine große Höhle kommen. Doch zuerst haben wir zwei Möglichkeiten zur Höhle zu kommen. Wir entscheiden uns für die hintere Variante, denn diese ist etwas besser geschützt.

So fahren wir eifrig auf unser Ziel zu, doch umso näher wir der Höhle kommen, umso nervöser werden wir. Sie müssen sich vorstellen, dass wir in der Höhle außer durch unsere Lampen kein Licht mehr haben werden. Wir fuhren also weiter, dann sahen wir es. Das große Eingangstor zur Höhle. Es war ein Bogen aus reinem Weiß. Wunderschön, glänzend im Schimmer des Wassers. Wir passierten das Tor und schon wurde es um uns dunkel. Wir machten sofort die Lampen an, doch man unterschätzt im ersten Moment wie dunkel es da drin werden kann. Wir fuhren langsam weiter. Wir stießen auf einen Zusammenfluss von zwei einzelnen Flüssen. Aus zwei wurde einer. Ein mächtiger großer Fluss. Wir begleiteten diesen für eine kurze Zeit, denn er teilte sich schon wieder auf. Wir versuchten durch unsere Lampen ein wenig Licht zu machen, doch alles um uns herum war Finster. Keine Möglichkeit viel zu sehen. Wir konnten gerade ein kleines Stück um uns herum im Wasser sehen und dadurch notdürftig lenken, aber das war es auch schon. Nach der Aufgabelung des Flusses kamen wir an einen großen Ring. Wahnsinn was es hier alles gibt. Über diesen Ring kommen wir an alle Bereiche der Höhle. Ich kam mir schon vor, als wären wir im Kreisverkehr gelandet. Dann haben wir gesehen, dass hier auch der andere Weg hineinfließt, den wir am Anfang hätten fahren können. Von dem Ring aus haben wir insgesamt drei große Flüsse, die wir befahren könnten. Doch wir wollten noch den weißen Fluss kennen lernen und entschieden uns den Schilder in Richtung weißen Fluss zu folgen. Ich kann ihnen sagen, das war alles sehr beeindruckend, überall waren noch einzelne Verzweigungen – Wahnsinn wie komplex, der reinste Irrgarten.

Nun wir sind den Schildern gefolgt und kamen an einen riesigen Damm. Dieser Damm lag in einem kleineren extra- Höhlensystem. Es waren zwei parallel angeordnete Höhlen, die beide einen solchen Damm hatten. Hier mussten wir aus unserem Boot aussteigen und ein Stück laufen. An dem Damm wurde der rote Fluss gestaut und nur ein geringer Teil floss durch eine Schleuse nach unten. Das erstaunliche ist, dass das Wasser, das durch die Schleuse floss weiß war und somit den Ursprung des weißen Flusses bildete. Unglaublich, aus rot wird weiß.

Wir ließen nun unser Boot wieder zu Wasser und machten uns auf den weißen Fluss zu erkundigen. Von den zwei Höhlen ging es weiter zu einer dritten Höhle. Das ganze entpuppte sich immer mehr zu einem richtigen, kleinen Höhlenkomplex. Auch hier gab es einen kleinen Damm, auch wenn dieser nicht so groß war wie der von vorher. Wir machten natürlich ein paar Fotos, aber wahrscheinlich werden diese nicht gut, denn die Dunkelheit ist immer noch sehr dominant. Von hier aus fuhren wir über ein Aquädukt (was für eine Baukunst) in eine weitere Höhle. Hier sind die letzte Höhle und auch der letzte Damm. Nun fahren wir langsam wieder raus aus der großen Höhle und kommen wieder ins Freie. Nach einiger Zeit kommen wir wieder an eine Schleuse und siehe da, hier ist wieder der Übergang von weiß zu rot. Eine Wahnsinns Reise."

Das Ehepaar berichtet noch weiter und ausführlicher über ihre große Reise, aber das Wichtigste haben wir nun gehört. Die Baukunst ist schon beeindruckend.

12. Zentrale Bewegungsplanung

Aus Gründen der besseren Verständlichkeit werden jetzt nur die grundlegenden Prinzipien vorgestellt. Um ins Detail zu gehen fehlt der Platz.

Die Bewegungsplanung ist ein komplexer Vorgang, der nicht nur durch einen einzelnen Bereich im Gehirn gesteuert wird, sondern hieran sind viele zentrale wie auch periphere Anteile beteiligt.

Meistens beginnt eine Bewegung mit einer Idee (z.B. „Ich möchte mir was zu trinken holen"). Diese wird dann im Cortex zu den motorischen Arealen geschickt. Von hier aus geht es dann zu den Basalganglien (Speedy- Sleepy) und zum älteren Herrn (Kleinhirn). Beide modulieren diese Idee zu gezielten Puzzleteilen. Diese werden dann vom Knochenkotzer (Thalamus) zusammengesetzt und wieder zurück zu den motorischen Arealen geschickt. Von dort aus geht es wiederum zwei Wege. Einen direkten, der dafür sorgt, dass die entsprechenden Motoneurone (kleine Arbeiter) und somit die entsprechenden Muskeln angesprochen werden und einen indirekten Weg, der dafür sorgt, dass das „drum herum" zur Bewegung passt. Wenn z.B. die Primärbewegung heißt Bein nach vorne strecken, muss z.B. sekundär auch eine Haltungsanpassung passieren, damit man das Gleichgewicht nicht verliert.

In den letzten Jahren gab es neue Hinweise auf so genannte „Schrittmacher- Neurone". Diese Schrittmacher- Neurone erhalten ihre Funktionsfähigkeit durch zwei wichtige Faktoren. Zum einen durch ihr Membran und ihre neurobiologischen Eigenschaften und zum anderen durch ihre Verschaltung mit Interneuronen und deren dadurch ergebende gegenseitig, abwechselnde Hemmung. Nehmen wir einmal an, dass zwei Schrittmacher- Neurone für die abwechselnde Laufbewegung zuständig wären. Beide bekommen denselben Impuls vom Gehirn und durch deren Eigenschaften, sorgen sie für eine abwechselnde, intermittierende Bewegung. Diese Schrittmacher- Neurone konnten bereits bei Fröschen nachgewiesen werden. Man durchtrennte das Rückenmark und stimulierte mit zwei Elektroden die Rückenmarksebenen und Neurone die für die

Beinbewegung zuständig sind. Hierbei konnte eine gegenläufige, rhythmische und koordinierte Laufbewegung nachgewiesen werden.

Soviel zum zentralen Anteil. Jetzt gibt es aber noch einen peripheren Anteil. Dieser wird im nächsten Kapitel beschrieben.

Der ganz genaue Ablauf der Bewegungsplanung ist wissenschaftlich noch nicht 100% erforscht. Viele Gelehrten streiten sich noch um den genauen Ablauf. Trotzdem wissen wir inzwischen schon einiges, doch ist dies erst der Anfang.

12.1 Mit Teamwork zur Bewegung

„„Heute ist Tag der offenen Tür in unserer Firma. Unsere Firma heißt „Brain" und ist bekannt für ihre zielgerichtete Arbeit und ihre hohe Präzision. Alles läuft reibungslos, doch dies bedarf einer hohen Abstimmung, einer guten Zusammenarbeit und einem eingespielten Team. Ich bin ein imaginärer Pressesprecher der Firma „Brain" und habe heute die Aufgabe Ihnen von unseren Mitarbeiter zu berichten, bzw. diese Ihnen vorzustellen."

Sie können sich vorstellen einen Blick in die Firma „Brain" zu werfen und mal einen Einblick in deren Arbeit zu bekommen. Dies ist eine einmalige Gelegenheit und bedarf hoher Aufmerksamkeit. Der Pressesprecher wird Ihnen nun zuerst die Mitarbeiter einzeln vorstellen und dann wird er komplett auf die Funktionsweise eingehen.

Heute geht es um die Bewegungsplanung. Das heißt um einen wichtigen Ablauf in dieser Firma. Dieser wird täglich unzählige Male ausgeführt.
Vielleicht werden Ihnen auch ein paar alte Bekannte begegnen…

„Dann lassen Sie uns mal zu unserem ersten Mitarbeiter gehen. Darf ich vorstellen, Mister F1und F2 von Big Boss. Wie ich sehe, haben sie bereits schon Bekanntschaft gemacht? Nun denn ich stelle Ihnen trotzdem nochmal die wichtigsten Daten, des guten Herrn vor. F1 und F2 hat viele Aufgaben, für die Bewegungsplanung sind zwei Bereiche wichtig. Da hätten wir zum einen den primären und den sekundären motorischen Bereich. Da F1 und F2 zum Big Boss gehören und da der Big Boss viel Einfluss hat, laufen hier sehr viele Prozesse ab. Neben F1 und F2 gibt es aber noch die durchaus wichtig Mitarbeit von P1 und P2. Durch die ständige und innige Zusammenarbeit dieser vier Mitarbeiter, können diese meistens gar nicht mehr ohne einander und arbeiten stets zusammen. Darauf kommen wir später zurück.

Nicht weit entfernt sitzt Hr. Knochenkotzer. Er ist auch hier bei uns Türsteher, übernimmt aber bei uns auch noch ein paar organisatorische Aufgaben. Ach, sie kennen sich auch schon? Netter Mann dieser Hr. Knochenkotzer, oder? Legt viel Wert auf Korrektheit. Für uns ist er unentbehrlich. Wenn wir ihn nicht hätten, dann würde hier alles im Chaos versinken. Sehen sie, er sorgt dafür, dass alles schön geordnet läuft, dass nur die wichtigsten Informationen weitergereicht werden und vor allem, dass die Informationen die weitergereicht werden auch nützlich sind.

Ok, dann kommen wir zu einem weiteren Mitarbeiter. Sein Name ist Speedy- Sleepy. Ein etwas komischer Zeitgenosse, aber wichtig für unseren Ablauf. Im einen Moment rennt er wie wild geworden durch die Gegend und stupst alle zur Bewegung an und im nächsten Moment pennt er an seinem Arbeitsplatz ein und hält damit den Verkehr an.

Und dann kommen wir noch zu einem netten Herrn. Er ist zwar schon ein wenig älter, aber dennoch sehr wichtig. Wir schätzen hier unsere älteren Mitarbeiter sehr und passen die Arbeit an deren Bedürfnisse an. Er hat schon viel Erfahrung und macht seine Sache sehr bedacht, zeitlich geordnet und kommt selbst mit vielen Informationen zu Recht. Guter Mann!

Ja, dann haben wir noch ein paar andere, die Mitwirken, die wir aber jetzt nicht alle aufzählen, bzw. vorstellen können.

Kommen wir nun zum Ablauf einer Bewegungsplanung. Meistens kommt ein neuer Auftrag ins Haus. Dieser wird zuerst vom Big Boss verarbeitet und dieser gibt dann den Auftrag weiter.
So kommt dieser Rohauftrag zum einem zu unserem Speedy- Sleepy und zum anderen zu unserem älteren Herrn. Speedy- Sleepy hat u.a. die Aufgabe dafür zu sorgen, dass ein geeignetes Bewegungsausmaß erreicht

wird bei der Bewegung. Er stimmt so zu sagen, die Spannung ab, sorgt für einen fließenden Beginn der Bewegung und sorgt dafür das die Bewegung präzise und „geschmiert" läuft. Diese Infos gibt er dann an Hr. Knochenkotzer weiter.

Der ältere Herr, nutzt seine Informationen die er vom Körper hat, die Informationen, die er vom Gleichgewicht hat und ordnet somit die Aufgabe nach zeitlichen Schritten. Alles wird geordnet und koordiniert. Ist dies gemacht gibt auch der ältere Herr seine Aufgabe an den Hr. Knochenkotzer weiter.

Hr. Knochenkotzer muss nun die ganzen Informationen zusammensetzen. Im Prinzip wie ein Puzzle sollen die Teile zu einem Ganzen werden. Von hier aus, wandert dann das fertige Puzzle wieder zurück zum Big Boss und dann geht es direkt über die H1 und die weiteren Autobahnen nach unten zum Schmetterling. Dort sitzen die kleinen Arbeiter die dann die Bewegung ausführen. Parallel zu diesem Ablauf ziehen noch weitere motorische Bahnen nach unten. Sie sorgen unterstützend für die Bewegung."

13. Die Muskeleigenreflexe und der Beitrag zur Motorik

Im Folgenden wird lediglich die Kurzfassung, mit den wichtigsten Informationen dargestellt.

Wenn man sich einen Muskel mal etwas genauer anschaut, erkennt man neben den vielen Muskelfasern auch noch die Muskelspindeln. Diese liegen im Muskel und bilden dort die intrafusalen (im Muskelinneren) Muskelfasern, während die anderen Muskelfasern extrafusal (im Muskeläußeren) liegen.

Die Muskelspindeln sind wichtig für unsere Körperwahrnehmung, aber auch für unsere Motorik. Hier liegen nämlich viele Rezeptoren. Wird nun der Muskel gedehnt (z.b. bei der Testung des Patellasehnenreflexes), dann wird ein Regelkreis aktiviert. Durch die Dehnung wird auch die Muskelspindel gedehnt, wodurch die Rezeptoren aktiv werden, die einen Impuls ins Rückenmark schicken und dann dort auf ein Motoneuron umschalten und somit wieder zurück zur Arbeitsmuskulatur kommen die sich daraufhin zusammenzieht. Dieser Vorgang dient der Aufrechterhaltung der Körpers in einer beliebigen Position, sowie der Aufrechterhaltung eine Grund- Muskeltonus.

Die Muskelspindeln haben aber noch einen weiteren Rezeptor, der dafür sorgt, wie empfindlich die Muskelspindel auf die Dehnung reagieren soll. Dadurch kann die Empfindlichkeit eingestellt (z.B. wie die Lautstärke an einem Radio) werden und dafür gesorgt werden, dass jede gewollte Haltung auch weiterhin gehalten werden kann.

Das Gehirn schickt bei der Bewegungsplanung Informationen an die Motoneurone im Rückenmark, die ihrerseits durch die Regelkreise Einfluss auf die Funktionalität der jeweiligen Muskeln haben. Zudem werden neben aktivierten Muskeln, die jeweiligen Gegenspieler gehemmt.

13.1 Einbruch in einen Regelkreis

Rudi und Hannes sind zwei Schlawiner. Ständig stellen sie etwas an und sind mehr Tollpatsch, als böse Banditen. Eigentlich können sie keiner Fliege etwas zu Leide tun, aber dennoch werden sie vom „Bösen" magisch angezogen. Beiden passieren immer wieder irgendwelche Missgeschicke, so dass man schon fast Mitleid mit den beiden bekommen könnte.

Eines Tages möchten Rudi und Hannes ein Museum ausrauben. Dort gibt es einen uralten Kelch, der ein Vermögen auf dem Schwarzmarkt bringen würde. Klar müssen die beiden da, mit von der Partie sein.

Beide trafen sich häufig um alles genau zu planen, denn wenn etwas schief gehen würde, dann würden sie schnell ins Gefängnis wandern.

Der Kelch ist mit einem speziellen Schutzsystem gesichert. Der Kelch liegt auf einem speziellen Kissen, an dem hochempfindliche Sensoren befestigt sind. Wird der Kelch angehoben gehen die Sensoren am äußeren Rand los, denn das Kissen wird leicht zusammengezogen durch die Entlastung. Dadurch wird ein Regelkreis aktiviert, der dafür sorgt, dass sofort ein Käfig heruntergelassen wird, die Beiden eingesperrt wären und die Polizei verständigt werden würde. Wenn der Kelch aber schwerer wird, das heißt man würde aus Versehen stärker drauf drücken, dann wird das Kissen durch den Druck länger und somit werden die Sensoren im Inneren ausgelöst die ebenfalls die Polizei alarmieren. Es ist also nicht so ganz ohne.

Rudi und Hannes haben nun alles genau geplant und machen sich auf den Weg in Richtung Museum. Das Reinkommen ging leicht, war noch nie ein Problem. Auch das „zum Kelch kommen" war einfach. Erst jetzt kommt der schwierige Teil. Rudi steckt mit einer Nadel, ganz vorsichtig in das Kissen umso an die Sensoren im Inneren zu kommen. Eine zweite Nadel wird auf dem Äußeren des Kissens befestigt. Die dritte und letzte Nadel wird an der Stromversorgung der Schutzvorrichtung angebracht. Rudi und Hannes haben sich das Ganze wie folgt gedacht: Ein kleiner Stromimpuls sorgt dafür, dass die Sensoren im Inneren des Kissens die Sensitivität verändern und somit gehemmt werden. Genauso wirkt die zweite Nadel auf dem Kissen. Zudem leiten sie den fließenden Strom zur Stromversorgung der Schutzvorrichtung auf der anderen Seite um. So wird der Strom dort abgeleitet. Dadurch lässt sich der Kelch ohne Probleme entfernen. Geschafft- Wahnsinn, super gemacht. Zwei Genies! Doch sie wären nicht Hannes und Rudi, wenn sie dabei nicht irgendetwas Dummes angestellt hätten. Beide hatten vergessen, sich um die Kameras zu kümmern die alles aufgenommen haben. Zudem haben die zwei Helden vergessen eine Maske aufzuziehen und sie haben sich mit Namen angeredet. Naja, so viel Genie und doch alles umsonst.

14. Das vegetative Nervensystem (VNS)

So was, Engelchen und Teufelchen. Aber irgendwie hat es auch etwas.

Das VNS besteht genau genommen aus drei Teilen. Dem Sympathikus (Teufelchen), den Parasympathikus (Engelchen) und dem enterischen Nervensystem. Das letztere zählt schon fast als eigenständig, denn durch die sehr hohe Anzahl an Neuronen und der unabhängigen Arbeitsweise, drängt sich dieser Gedanke auf.

Sympathikus und Parasympathikus sind Gegenspieler, die ständig um die Vorherrschaft „kämpfen".

Der Sympathikus als Teufelchen – mal was Neues. Der Sympathikus ist der aktivierende Part. Er sorgt dafür, dass wir in Gefahrensituation flucht- oder kampfbereit sind. Dabei werden alle dafür „nutzlosen" Anteile ausgeschalten und simpelste Verhaltensmuster aktiviert. Der Körper wird besser durchblutet, Puls und Blutdruck steigen. Alles wird in Bereitschaft gebracht. Es werden aber auch Stresshormone ausgeschüttet.

Der Parasympathikus ist als Engelchen das krasse Gegenteil. Er ist eher der Relaxte, der Coole, der alles in Ruhe macht. Er sorgt für Entspannung und Erholung. Puls und Blutdruck sinken, die Verdauung wird aktiviert. Stresshormone werden abgebaut.

14.1 Engelchen und Teufelchen

„Ich glaube ich habe Halluzinationen. Da hockt doch wirklich ein kleines Teufelchen auf der einen Seite und ein kleiner Engel auf der anderen Seite und beide grinsen mich hämisch an.

Ich bin Lehrer an einer Hauptschule. Meine Arbeit ist nun wirklich nicht die einfachste und häufig komme ich an meine Grenzen. Dann flüstern die Miniaturausgaben, mir ständig etwas in meine Ohren. Meistens etwas darüber, wie ich mich verhalten soll. Doch irgendwie ist beides nicht so wirklich gut. Es sind so kontroverse Ansichten. Gut und Böse, Hell und Dunkel, gäbe es denn nicht auch was dazwischen?

Naja, jedenfalls habe ich beides schon ausprobiert und ich kann ihnen sagen beides ist nicht so gut. So gab es zum Beispiel eine Situation mitten im Unterricht. Das spuckt mich ein Kind von hinten an und beleidigt mich auf extremste. Da sagte dann mein kleiner Teufel zu mir, ich solle ausflippen, das böse Kind anbrüllen und stark bestrafen. Gesagt – Getan. Ich merkte wie mein Puls und mein Blutdruck anstiegen, das Blut schoss durch meine Adern und mein Kopf kochte vor Wut. Es gab jetzt nur noch eins: Flucht oder Angriff. So ging ich in den Angriff über. Meine Muskeln stark durchblutet, mein Magen stellt seine Arbeit ein. Meine Ohren gespitzt, in Erwartung auf einen äußeren Reiz. aufmerksam und stets gespannt- sofort bereit zu handeln.

Ich nehme dann mal das Ergebnis vorne weg. Ich musste beim Rektor antanzen und wurde für meine Handlungen suspendiert.

Das Mal darauf habe ich mich nicht mehr vom Teufel beeinflussen lassen sondern mehr von meinem Engelchen. Doch dieser war auch nicht so der Hit. Es gab eine Schlägerei auf dem Pausenhof und ich ging dazwischen, doch mein Engelchen sagte mir, bleib cool – sei ein Pazifist. So ging ich nun langsam auf die raufenden Kids zu. Insgesamt etwas träge. Mein Magen voll aktiv und dabei mein Leberwurstbrot und mein Gurkensalat mit Mayonnaise zu verdauen. Mein Blut vorwiegend im Bauch, weniger im Gehirn und mein Puls und mein Blutdruck eher im Schlafbereich. So konnte das mit dem dazwischen gehen auch nicht gut enden. Letztendlich war ich zu träge und habe von beiden Parteien ein gescheuert bekommen. Wenigstens haben sie sich dann mal zur Abwechslung für eine gemeinsame Sache bereit erklärt. Doch meine beiden blauen Augen hatte ich trotzdem."

Abschluss

Das Leben besteht aus einer Vielzahl von Gegensätzen. Ohne Gut gäbe es kein Böse, ohne Leid keine Freud und ohne Helligkeit keine Dunkelheit. Die Definition und Existenz des einen wird durch den Gegenpart bedingt. Wenn es theoretisch kein Leid mehr geben würde, dann würde auch die Freude verschwinden oder belanglos – neutral werden. Natürlich ist verständlich, wenn man sich mehr Freud als Leid wünscht, dass tut vermutlich jeder. Doch die Frage ist, wie geht man mit dem Leid um? Wenn einem bewusst ist, dass Leid das Unabdingliche ist um Freude zu empfinden, könnte man dann anders damit umgehen?

Nicht viel anders ist es mit unseren Stärken und mit unseren Schwächen. Anstatt seine Zeit damit zu vergeuden seine Schwächen verschwunden zu machen, sollte man besser lernen damit umzugehen. Denn der Kampf gegen seine Schwächen ist aussichtslos. Es ist so als wollte man versuchen 24 Stunden täglich die Sonne scheinen zu lassen, bzw. die Welt anzuhalten. Schwächen und Stärken sind Gegenspieler die mit dazu beitragen wie sich ein Mensch definiert. Wenn man versucht eine Schwäche verschwunden zu machen gibt es zwei Möglichkeiten wie dies ausgeht. Erstens man erkennt irgendwann dass man es nicht schafft und ist bis dahin unglücklich, oder zweitens man schafft es durch hohe Kosten eine Schwäche zu kompensieren und bekommt dafür zwei weitere. Es ist ein aussichtsloser Kampf, dessen Energie man sinnvoller nutzen kann. Das bedeutet nicht, dass man nicht an sich arbeiten soll und kann, doch es ändert vieles wenn man sich davor zuerst anerkennt und mit sich zufrieden ist. Denn jede Form von Unzufriedenheit, jede Form von Abwehr gegen sich selbst, ist auch in gewissem Sinne ein Angriff gegen sich selbst und führt immer zu zwei Dingen: Gegenangriff oder Flucht. Bei einem Gegenangriff kämpft man gegen sich selber und verliert somit auch immer gegen sich selber. Bei der Flucht ebenso. Wäre es denn nicht viel sinnvoller, zu versuchen sich selbst zu akzeptieren und daraus versuchen mit seinen Schwächen besser umzugehen und somit glücklicher zu werden?

„Die Perfektion liegt in der Unvollkommenheit. "
(Thomas Berger)

Es ist schwer, vor allem in der heutigen Zeit. Doch worum es geht, ist nicht irgendwas, sondern das eigene Ich. Etwas wertvolles, um dass es sich zu kämpfen lohnt.
Hier möchte ich nochmal auf die Geschichte mit dem alten Mann verweisen.
Aber warum ist das so, dass wir letztlich so viel Wert auf die Meinung von anderen legen? Joachim Bauer schreibt in seinem Buch „Warum wir von Natur aus kooperieren", sehr schön über dieses Thema.
Im Prinzip sind alle Menschen darauf aus Anerkennung, Wertschätzung und Lob zu bekommen. Oder warum regt sich sonst die Frau auf, wenn ihr Mann nicht bemerkt, dass sie beim Friseur war. Oder warum möchten wir immer die Besten in unserem Tun sein? Macht, Ansehen, Respekt sind alles Dinge, die für uns in Verbindung mit Anerkennung und Wertschätzung stehen. Wir sind von Natur aus darauf „programmiert" für Bindungen zu anderen Menschen zu kämpfen und uns somit auch Anerkennung und Wertschätzung zu sichern. Kinder kämpfen täglich um die Aufmerksamkeit der Eltern, möchten Beachtung und Liebkosung. Sind wir Erwachsenen denn so viel anders als die Kinder?

Wir sollten nicht mit der Selbstverständlichkeit durchs Leben laufen, dass alles um uns, immer zur Verfügung steht. Man sollte das was man hat schätzen lernen. Dazu gehört es eben auch Aufmerksamkeit dem Anderen zu schenken. Die Kostbarkeit einer Beziehung wird leider viel zu häufig nicht beachtet. Warum ist es für manchen so schwer, einem anderen Menschen Beachtung zu schenken?

Jetzt möchte ich mit Ihnen noch ein kleines „Experiment" machen. Stellen Sie sich eine Person mit folgenden Eigenschaften vor: Dunkelhäutig, erfolgreicher Arzt und Verbrecher.
Wenn Sie nun diese Person einem fremden Menschen beschreiben sollten, welche der drei Eigenschaften würden Sie ihm erzählen? Begründen Sie ihre Wahl. So und nun die wichtigste Frage: Was sagt dies über Sie aus?

B. Ein illusionäres Praktikum?

Die folgenden Zeilen befassen sich mit dem Innersten des „Gehirns". Es geht um die neuropsychologischen Grundlagen, also auch um die Komplexität verschiedener kognitiver Funktionen und Fähigkeiten.
Alles Folgende wird aus Sicht von Peter erzählt. Peter ist eine literarische Figur. Peter schildert seine Erlebnisse und möchte dem Leser diese erzählen.

1. Einleitung

Ich heiße Peter. Meine aktuelle Berufsbezeichnung ist Neuropsychologe i. A. Ich, wie auch mein vergangenes Praktikum sind illusionäre Konstrukte mit dem einen oder anderen Funken Wahrheit.
Sie fragen sich vielleicht was für ein Praktikum ich gemacht habe. Ich machte mein Praktikum in einem neuropsychologischen Klinikum. Ich wollte immer schon Neuropsychologe werden.
Mein Praktikum bestand aus mehreren Abschnitten. Der erste Abschnitt ging erst mal um die Grundlagen und dauerte etwa einen Monat. Danach durfte ich in verschiedenen Bereichen hospitieren. Von meinen Erlebnissen, meinen Erfahrungen und natürlich auch von dem was ich neu gelernt habe, möchte ich Ihnen erzählen.

Ok, dann lass ich Sie mal ihr eigenes Bild machen und werde mich vorwiegend in die Rolle des Erzählers begeben. Aus Platzgründen werde ich jeden Abschnitt, jede Hospitationsstelle nur in kurzem beschreiben können. Mein ganzes Praktikum ging über ein Jahr. Wenn ich jetzt alles aufschreiben würde, dann müsste ich noch einige hundert Seiten dranhängen.

2. Aller Anfang ist recht baufällig

1 Tag.

Ich habe mich heute Morgen erst mal richtig hübsch gemacht, extra geduscht und neue Kleidung angezogen. Man will ja zu Beginn keinen schlechten Eindruck machen. Frisch gestärkt machte ich mich dann auf zur Klinik. Elan und Engagement stets unter dem Arm. Ich war zwar etwas aufgeregt, aber ich dachte mir so schlimm kann es nicht werden.

Nun stand ich vor der Klinik. Ein riesiges Bauwerk mit endlosen Gängen und Fluren, undurchsichtig und verwirrend zugleich. Ich ging an die Rezeption und wollte nach dem Weg fragen. Glücklicherweise standen 10 Leute vor mir. So konnte ich mir nochmal meine ersten Worte für meine neuen Kollegen überlegen. Ich dachte mir, so ein nettes, „Ich bin der Neue, ich komm jetzt öfters" hat doch was. Man soll ja auch nicht so aufdringlich sein, aber auch nicht zu distanziert. Vieles ging mir durch den Kopf, doch da fiel mit die Geschichte von Paul Watzlawick mit dem Hammer und dem Nachbarn ein. Kennen Sie die zufällig? Er schreibt in seinem Buch „Anleitung zum Unglücklich Sein" über diese Geschichte. Es geht darin um einen Mann der ein Bild aufhängen möchte, aber nur einen Nagel und kein Hammer zur Hand hat. Er überlegt ob vielleicht der Nachbar ihm einen Hammer borgen kann. Doch während er so über den Nachbarn nachdenkt, verstrickt er sich immer mehr in Gedankengänge, die weit weg von der Realität sind. Er überlegt, dass sein Nachbar wahrscheinlich etwas gegen ihn haben müsse, da dieser ihn nicht gegrüßt habe. Er verrennt sich immer mehr in seine Gedankenkonstrukte und geht letztendlich zu seinem Nachbar rüber und brüllt diesen mit den Worten an: „Behalten Sie Ihren Hammer, Sie Rüpel!". Das der Nachbarn nicht wusste wie ihm geschieht oder was der aufgebrachte Herr meint, brauche ich hier nicht weiter auszuführen. Die Essenz dieser Geschichte bezieht sich darauf, dass wir uns oft viel zu viele Gedanken machen, dabei die Realität außer Acht lassen und uns in unseren eigenen Gedankengängen verstricken. Doch dies soll mir bei meinem Erstkontakt mit meinen Kollegen nicht passieren. Plötzlich reißt mich der Herr an der Rezeption aus meinem Tagtraum heraus und fragt mich, was ich denn wolle. Ich fragte ihn nach dem Aufenthaltsraum der Neuropsychologen. Daraufhin gab mir dieser, folgende einfache Beschreibung: „Da müssen sie nur den Gang

lang, dann rechts, dann ein bisschen gerade aus, dann wieder rechts und das noch zweimal wiederholen." Ich fragte ihn, ob ich dann nicht wieder hier herauskommen würden, da ich bei viermal rechts wieder am Ausgangspunkt bin. Doch darauf antwortete der Herr an der Rezeption mit ein paar Worten, die ich hier nicht wiedergeben sollte. Ok, dann bin ich wohl auf mich selbst gestellt. Ich ging zur Informationstafel und versuchte die Hieroglyphen zu entziffern. Nach etwa 10 min hatte ich dann eine grobe Vorstellung davon, wo ich hin muss. So ging ich los und nutzte den ersten Fahrstuhl der frei war. Ich fuhr in den 73 Stock. Aber als die Tür aufging war ich meiner Meinung nach nicht bei den Neuropsychologen gelandet. Sie fragen sich woher ich das vermute? Nun, ich schließe das aus den halbnackten Bauarbeitern die sich in einer mir unbekannten Sprache unterhalten hatten und an allen Ecken und Enden in dem vor mir liegenden Flur handwerklich tätig waren. Ich fragte die Herrschaften, ob sie mir den Weg weisen könnten, worauf ich wenig Beachtung bekam. Doch dann kam einer der Herrschaften auf mich zu und bat mich zum Gespräch:
(BA= Bauarbeiter; I= Ich)

BA: Wie kann ich Ihnen behilflich sein?

I: Werter Herr, ich bedarf einer Auskunft über den Aufenthaltsort der Neuropsychologen in diesem Etablissement.

BA: Da sind sie hier richtig. Die werten Herren hier sind unsere Neuropsychologen.

I: Wie darf ich das verstehen?

BA: Sie dürfen sich nicht von dem Äußeren täuschen lassen. Hier können sie die erste Lektion über die Arbeit des Neuropsychologen lernen. Die Klinik ist nicht viel anders wie unsere Arbeit, denn wir schauen uns die Architektur an und schauen, wo es Risse, bzw. Schäden gibt. Diese versuchen wir soweit zu beheben, bzw. zu kompensieren, dass es im Alltag keine Schwierigkeiten mehr gibt. Aus diesem Grunde sind wir hier am handwerkeln, denn wir müssen schauen, dass wir die „Bude" wieder auf Vordermann bekommen. Sie dürfen gleich mit anpacken…

Ja und so bekam ich dann gleich meinen ersten Auftrag und musste an der Fassade der Klinik handwerkeln. Bei meiner ersten Aufgabe sollte mir gleich mal ein Licht aufgehen, denn ich musste mich um die Beleuchtung kümmern. Das Beleuchtungssystem in diesem Haus ist sehr speziell. Genau genommen ist das Ganze mehr ein einziger großer Scheinwerfer, der je nach Bedarf auf unterschiedliche Bereiche gelenkt werden kann. Ich sollte dafür sorgen, dass der Scheinwerfer wieder richtig funktioniert und sobald dies gelungen war, abwechselnd einzelne Bereiche der Baustelle beleuchten, damit meine Kollegen schneller und effizienter arbeiten können. Natürlich findet die Arbeit auch ohne Licht statt, jedoch ist die Arbeit mit Licht meistens effizienter als wenn man im Dunkeln arbeiten würde, oder?

Nachdem ich den Scheinwerfer repariert hatte sollte ich mich parallel zu dem abwechselnden Ausrichten des Scheinwerfers auch um ein paar andere Aufgaben kümmern. Meine Kollegen haben relativ schnell mein großes Potential entdeckt und wollten dies ausnutzen, Verzeihung, ich meinte nutzen. Manchmal verspreche ich mich einfach. Wie würde Herr Freud dazu sagen? Freud´sche Fehlleistung?

Nun ja, ich musste also, ob ich wollte oder nicht, mehrere Dinge auf einmal machen. So wurde meine Multitasking- Fähigkeit sehr gefordert. Da soll nochmal jemand sagen, ich könnte das nicht! Kaffee bringen, Geschirr spülen, Scheinwerfer ausrichten, Kleidung waschen, … im Prinzip das was man hier als Praktikant so alles macht. Ach und die wichtigste Aufgabe hätte ich beinahe vergessen. Ich war dafür zuständig die Aufmerksamkeit meiner Kollegen immer aufrecht zu erhalten. Wenn diese müde werden würden, dann sollte ich diese wieder munter machen.

Irgendwann war dann aber Feierabend und mein erster Arbeitstag war rum. Zumindest weiß ich jetzt wo ich morgen hin muss. So kann man auch einen solchen Tag mit einem positiven Ende krönen.

3. Wer bin ich nochmal?

15 Tag.

Nun bin ich schon einen halben Monat bei den Neuropsychologen und habe schon einiges gesehen, doch das was an diesem Tag noch auf mich zukommen wird, wird mich schocken und faszinieren zugleich.

Wir bekamen heute einen neuen Patienten. Ein Mann, etwa um die 30 Jahre alt, mit einem massiven Gedächtnisverlust. Dieser Mann konnte sich an keine Information in seiner Vergangenheit erinnern. Er wusste nicht einmal, wer er eigentlich ist oder wie er heißt. Er hatte einen schweren Autounfall, bei dem sein Gehirn stark in Mitleidenschaft gezogen wurde. Er war bisher in einer Akutklinik, aber nachdem es ihm soweit wieder (körperlich) besser ging kam er zu uns.

Er selbst wirkte auf uns sehr höflich, aber auch distanziert und nachdenklich. Besuch bekam er keinen, bzw. ich habe nie welchen gesehen. Ich hatte selbst nie die Gelegenheit mit ihm alleine zu sprechen und würde dies aber so gerne machen. Eines Tages bat sich mir diese Gelegenheit. Ich ging auf ihn zu und fragte ihn, ob er mit mir einen Spaziergang machen wolle. Für alle Chefs und alle Praktika Leiter, die Zeit, in der ich den Spaziergang mit dem Patienten machte, war meine Freizeit und meine Aufgaben waren bereits alle erledigt. Nur das hier keine falschen Gegebenheiten entstehen. Jedenfalls machte ich mit dem Patienten einen Spaziergang. Wir redeten zuerst darüber wie es ihm aktuell geht, wie so seine Tage hier sind und was er sich von der Therapie erhofft. Wir setzten uns auf die Aussichtsplattform vor der Klinik. Dann sagte er etwas zu mir, was ich so schnell nicht mehr vergessen werde: „Es ist sehr merkwürdig in dieser Haut zu stecken. Ich weiß, dass dieser Körper mir gehört, aber dennoch ist er für mich völlig fremd. Das was ich im Moment empfinde, kann ich nicht in Worte fassen. Es ist schwer etwas nachzutrauern, wenn man gar nicht weiß, was man verloren hat. Ich weiß noch nicht mal, ob ich mich an mich selbst, bzw. an mein früheres Selbst nochmal zurück erinnern möchte. Was ist wenn mir dieses Ich gar nicht gefällt? Ich habe davor Angst und weiß nicht was ich mir wünschen soll. Bisher hat mich noch niemand besucht. Bedeutet das, dass ich kein liebenswerter Mensch war, oder nur dass ich sehr einsam war? Ich entdecke an mir immer wieder neue Fähigkeiten, z.b. kann ich sehr gut jonglieren. Warum ich das aber kann, weiß ich nicht. Sollte ich versuchen mein altes Ich wieder zu finden, oder sollte ich versuchen einen Neustart zu wagen? Was würden Sie tun?" Auf diese Frage konnte ich ihm keine Antwort geben. Wenn ich ehrlich bin, habe ich mir darüber nie Gedanken gemacht.

Ich wollte mehr über das Gedächtnis wissen, denn nach diesem Erlebnis bekommt das Gedächtnis eine völlig neue Bedeutung für mich. Ich dachte mir ich könnte mal meine Kollegen fragen, ob diese mir die Funktion des Gedächtnisses, bzw. dessen Aufbau besser erklären könnten. Aber diese schickten mich zu meiner nächsten Aufgabe. Naja, dann muss ich mir das wohl selber beibringen. Meine Kollegen schickten mich zur Poststelle runter. Dort werden täglich tausende Briefe, Pakete und Postkarten hin und her geschickt und verarbeitet. Dort sollte ich an das Fließband gehen und die ankommenden Sendungen sortieren. Ich habe genau genommen mehrere Aufgaben bekommen. Meine erste Aufgabe war es am Fließband im Sekundentakt wichtige und unwichtige Sendungen zu unterscheiden. Wichtig waren die Sendungen, die heute noch verarbeitet werden müssen, alle anderen waren vorerst unwichtig. Meine zweite Aufgabe war es die wichtigen Sendungen dann weiter zu bearbeiten. Ich sollte immer sieben Sendungen zusammensuchen und diese dann auf der Seite stapeln. Später sollte ich dann diese Stapel ordnen, durchschauen und in verschiedene Ablagefächer verteilen. Es gab drei Ablagefächer. Das eine für Sendungen die innerhalb von Minuten noch raus müssen, das zweite für Sendungen die innerhalb von einer Stunde noch raus müssen und die dritte, die mehr als eine Stunde Zeit hat bis sie verarbeitet werden muss. Neben diesen Ablagefächer hing noch ein Terminplan. Hier musste ich festgelegte Vereinbarungen, Termine und Absprachen eintragen, die mit den Sendungen zu tun haben. Ein Zimmer weiter saß noch ein Aufseher, der sich vorwiegend um die Organisation der Ablagefächer gekümmert hat. Also ob diese in gutem Zustand sind oder nicht.

Ich kann euch sagen, das war keine sehr abwechslungsreiche Arbeit und welchen Bezug das zu meinem Praktikum haben soll, weiß ich bis heute nicht. Genau genommen kann ich mich daran auch gar nicht mehr so richtig erinnern, oder vielleicht doch?

Ich habe mich dann noch an demselben Abend hingesetzt und versucht etwas mehr über das Gedächtnis heraus zu bekommen. Also ich kann euch sagen, manche Autoren schreiben auf einem Niveau, auf dem man erst mal Fremdsprachen studieren muss, bevor man annähernd ein Verständnis über den Inhalt eines Artikels bekommt. Doch nach einer durchlernten Nacht und einer Menge an koffeinhaltigen Light Getränken (wir wollen hier ja keine Schleichwerbung machen) bin ich dem Verständnis über das Gedächtnis näher gekommen. Ich werde mal versuchen euch ein wenig davon zu erklären. Ich hoffe ich mache das auch richtig.

Ich habe mir vorwiegend die Neurobiologie des Gedächtnisses angeschaut. Es geht im Prinzip darum, wo Informationen gespeichert sind und was beim Lernen, bzw. bei der Speicherung von Informationen passiert. Nun allgemein kann man sagen, dass Information in Form unterschiedlicher Synapsenstärken zwischen den Nervenzellen gespeichert wird. Umso häufiger eine Synapse genutzt wird, umso stärker entwickelt sich diese. Auf der Ebene der Synapsen könnte man das vereinfacht ausgedrückt so beschreiben: Stellen sie sich einen Discounter vor, der gerade mal wieder Kinderkleidung im Angebot hat. Nicht selten kann da manchem Menschen eine Sicherung durchbrennen und Menschen werden zu Furien um an das wertvolle Gut zu kommen. Menschen die die ganze Nacht vor dem Discounter ausharren um letztendlich als erstes in den Laden zu stürmen. Jetzt gibt es aber nur eine Kasse. Bis die komplette Menschenmasse nun letztlich an der Kasse durch ist wird es einige Zeit dauern und die Menge an Geld die in die Kasse wandert ist nur gering. Wenn nun drei Kassen gleichzeitig offen wären, dann würde das Dreifache an Geld zur gleichen Zeit in die Kassen gespült und der Ladenchef freut sich. So ist es auch mit der Veränderung an den Synapsen. Proteine werden angelagert, bzw. neue Rezeptoren gebildet, wodurch eine stärkere Erregung ermöglicht wird. Natürlich gibt es noch ein paar weitere Faktoren, die Einfluss auf die Speicherung nehmen, aber soweit bin ich noch nicht in meinen Recherchen vorgedrungen. Jetzt muss ich erst mal schnell zum Discounter. Da gibt es nämlich heute einen neuen Computer.

4. Ist die Einsicht die beste Aussicht?

30 Tag.

Ich bin grade dabei Kaffee und Tee für meine Kollegen zu kochen. Es ist doch immer wieder eine Freude sich um die Menschen zu kümmern, dessen Interesse für einen, nur in Ermangelung anderer Möglichkeiten zum Vorschein kommt. Aber ich sollte nicht so über andere herziehen, das macht man nicht. Aber kommen wir doch nochmal zu dem eigentlich interessanten zurück. Ab morgen geht es zu den Hospitationen und heute darf ich nochmal bei einer Behandlung zuschauen. Es geht um einen Patienten, der nicht so richtig einsieht, dass er eine Beeinträchtigung von seinem Schlaganfall davon getragen hat.

Nachdem ich dann zwei Rollstühle geputzt hatte und das Lager nochmal aufgeräumt hatte, bin ich dann mit meiner Kollegin zu dem Patienten gegangen.

Schon als wir zur Tür hereingekommen sind, konnten wir seine Beeinträchtigungen erkennen. Er lag in seinem Bett und schaute Fernsehen. Sein linker Arm war gelähmt und hing aus dem Bett heraus, ebenso sein linkes Bein. Linker Arm und linkes Bein waren muskulär zurückgebildet, aufgrund des wenigen Gebrauchs. Die Zimmertür lag auf seiner linken Körperhälfte und er bemerkte nicht, dass wir in sein Zimmer gekommen sind. Wir beobachten ihn noch eine Weile ohne uns auf seine rechte Seite zu stellen. Immer wieder schimpfte er über das schlechte Bett, denn er könne sich hier überhaupt nicht bewegen und auch seine rechte Schulter täte ihm weh. Wir gingen auf seine rechte Körperhälfte und stellten uns vor. Auf unseren Hinweis, dass sein linker Arm aus dem Bett hängen würde, wurde er wütend und beschwerte sich, dass hier nur inkompetentes Personal herumlaufen würde, dass ihn ständig reinlegen möchte. Meine Kollegin gab mir den Auftrag, dass ich seinen linken Arm und sein linkes Bein wieder ins Bett legen soll, damit keine weiteren Schädigungen entstehen. Auf einmal tat dem Patienten die rechte Schulter auch nicht mehr weh, doch er konnte keinen Bezug zu seiner linken Körperseite herstellen. Wir waren die Stunde über mehr damit beschäftigt, ihn zu besänftigen, als das wir mit ihm Therapie machen konnten.

Nach der Stunde fragte ich meine Kollegin, ob sie mir erklären könnte, was für eine Beeinträchtigung dieser Patient habe. Meine Kollegin erklärte mir, dass dieser Patient eine gestörte Krankheitseinsicht habe und zudem noch eine Halbseitenunaufmerksamkeit. Beides muss aber nicht zusammen auftreten. Für den Patient ist es so als hätte er nie eine linke Körperseite gehabt. Zudem fehlt ihm die Erkenntnis, dass ihm etwas fehlt. Für ihn ist es so als würden wir ihn reinlegen wollen und ihm Dinge erzählen, die gar nicht stimmten. Für ihn ist alles ok und auch mit seinem Körper und Geist ist alles in Ordnung. Er kann nicht verstehen, warum er nicht nach Hause kann. Dieser Patient ist ein ausgeprägter Fall und nicht das Normalmaß. Es gibt diese gestörte Krankheitseinsicht aber auch in abgemilderten Stufen.

Genau genommen ist der Begriff Krankheitseinsicht nur eine unvollständige Bezeichnung, bzw. Übersetzung für den eigentlich bekannten Begriff der Unawareness oder der Anosognosie. Auf diese Begriffsproblematik kann ich hier nicht vollständig eingehen. Für die Leserlichkeit wird sich der Begriff Krankheitseinsicht aber anbieten.

Für mich war dieses Phänomen recht merkwürdig. Oder haben Sie schon mal was davon gehört? Ich habe mich mit dem Thema weiter beschäftigt und bin auf eine Einteilung in der Fachliteratur gestoßen. McGylnn und Schacter unterschieden vier Stadien. Die schwerste Stufe haben wir bei dem Patienten beobachten können. Dann gibt es eine zweite Stufe, bei der das Wissen über diese Beeinträchtigung vorhanden ist, dieses Wissen aber nicht genutzt wird. Also könnte eine Aussage eines Betroffenen lauten: „Mein Therapeut sagt immer ich hätte eine Beeinträchtigung. Aber ich kann das noch nicht so ganz glauben." Die dritte Stufe besagt, dass dem Betroffenen, während ein Problem in der Ausführung einer Handlung auftritt, seine Beeinträchtigung bewusst wird. Allerdings kann er dies noch nicht vorausplanend einsetzen. Erst in der letzten Stufe, gelingt es dem Patienten, das Wissen zu nutzen und in seine Planung mit einzubauen. Eine Aussage könnte dann lauten: „Ich stoße beim Rollstuhl fahren immer wieder an und bleibe hängen. Darum muss ich früher losgehen, damit in noch rechtzeitig zur Therapie komme."

Jetzt stellt sich mir aber immer noch die Frage wie so etwas auftreten kann? Meine Kollegin stellt mir hierzu auch eine interessante Frage. Wenn ich z.B. in meinem Bett ganz ruhig liege, woher weiß ich dann, dass ich eigentlich meinen Arm bewegen kann? Letztendlich ist es doch die Erfahrung, die mir die Sicherheit gibt, dass ich meinen Arm bewegen kann, auch ohne, dass ich ihn bewegen muss, um dies zu kontrollieren. Wenn man nun eine Beeinträchtigung erlitten hat, sind aber noch die Erfahrungen vorhanden, die vor der Beeinträchtigung gemacht wurden. Das bedeutet also, dass man erst mal neue Erfahrungen machen muss, bevor ich überhaupt mir einer Beeinträchtigung bewusst sein kann. Wenn ich nun eine Körperhälfte nicht wahrnehmen kann, also diese für mich gar nicht existent ist, dann stellt sich für mich auch nicht die Frage, dass dort etwas beeinträchtigt sein könnte. Das wäre so, als wenn ich jetzt zu Ihnen sagen würde, sie haben einen dritten Arm und dieser wäre beeinträchtigt. Wie würden Sie darauf reagieren? Wahrscheinlich würden Sie denken ich würde sie reinlegen wollen, oder bei mir wären ein paar Drähte nicht richtig verkabelt. Aber vielleicht können Sie sich dann auch vorstellen, wie es einen solchen Patienten gehen könnte.

Es gibt unterschiedlichste Theorien darüber, wie eine gestörte Krankheitseinsicht entstehen kann. Allerdings ist eine allgemein akzeptierte Theorie noch nicht gefunden worden.

Eine weitere Problematik stellen auch die Konfabulationen dar. Konfabulationen stellen eine Art „Ausschmückung" für Gedächtnisinhalte dar. Unser Gehirn ist stets um Vollständigkeit und Ganzheitlichkeit bemüht. Im Alltag bekommen wir aber oft nur einzelne Informationen mit, die dann vom Gehirn, in der Regel unbewusst, vervollständigt und ausgeschmückt werden. Selbst bei einem Gespräch bekommen wir nicht alle Informationen mit und einzelne Informationsteile fehlen uns, die dann das Gehirn vervollständigt. Die Vervollständigung basiert auf einer Voraussage, die das Gehirn auf Basis der Erfahrung und der wahrscheinlichsten Möglichkeit nutzt. Daher können teilweise auch Missverständnisse entstehen. Manchmal behaupten wir dann, Dinge gehört zu haben, die in Wirklichkeit nie gesagt wurden und letztendlich von unserem Gehirn ergänzt wurden.

In diesem Zusammenhang gibt es auch manche Autoren die Zeugenaussagen anzuzweifeln. Hier stellt sich die Frage, wie adäquat dann solche Aussagen für einen Prozess sein können.

So nun ist mein erster Abschnitt fertig und meine Kollegen meinen ich wäre nun bereit für die Hospitationen. Die Grundlagen, die ich mir nun bei ihnen angeeignet habe, werden mir helfen, mich in den Hospitationen besser zu Recht zu finden. In den Hospitationen werde ich nicht mehr eine so enge Zusammenarbeit haben wie im ersten Abschnitt. Dort werde ich mehr mitlaufen, Zusammenhänge erklärt bekommen und sonst aber auf mich gestellt sein. Ich habe für mich herausgefunden, dass ich Zusammenhänge erst dann richtig verstanden habe, wenn ich diese anderen erklären kann. Deshalb werde ich versuchen, dass was ich in den Hospitationen lernen werden Ihnen zu erklären. So kann ich selbst überprüfen, ob ich den Lernstoff beherrsche.

Also, dann auf zu den Hospitationen…

5. Mehr Konstanz in Konstanz!

1. Hospitation.

Meine erste Hospitationsstelle findet in einem zentralen Bauabschnitt statt. Dieser besteht aus mehreren Stockwerken, aber letztendlich kann man diesen in zwei Abschnitte unterteilen. Dazu später aber mehr. Erst mal noch eine andere Sache. Auf meinem Weg zu meiner neuen Hospitationsstelle kam ich an einem Schild mit folgender Aufschrift vorbei: „Man wächst mit seinen Aufgaben." Diese Aussage hat mehr mit dem Gehirn zu tun, als ich zuerst vielleicht gedacht hatte. Meine Gedanken fingen an zu kreisen und mir fiel folgende Frage ein: Wieso werden das visuelle Areal zum visuellen Areal und das auditive Areal zum auditiven? Würden sich die Areale anders entwickeln wenn man im Gehirn mal ein wenig neu verkabeln würde? Es gibt ein Experiment bei dem im Gehirn von jungen Frettchen eine Neuverkabelung stattgefunden hat. Man hat die Sehbahn zum eigentlichen auditiven Areal umgeleitet und die Hörbahn zum eigentlichen visuellen Areal. Das Resultat war, dass das eigentlich auditive Areal nun die visuelle Arbeit übernommen hat und umgekehrt. Es hat sehr viel damit zu tun, welche Informationen ein Areal bekommt.

Aber kommen wir mal zu meiner Hospitation zurück. Wie ich schon gesagt habe, besteht der Bauabschnitt aus zwei Teilen. Zuerst sollte ich mich im oberen Abschnitt melden und dort arbeiten. Als ich dort oben angekommen bin, war ich etwas darüber verwirrt was die Leute hier so machten. Es gab hier eine Menge unterschiedlicher Zimmer. An jedem Zimmer stand ein Schild dran, welche Abteilung sich dahinter befindet. Ein Zimmer war so z.B. für die visuelle Wahrnehmung. Ich habe neugierig dort hineingeschaut. Da saß ein Mitarbeiter auf einem Stuhl und hielt ein großes Plastikschild hoch. Auf diesem stand ein Begriff, wie z.B. Tasse, oder Stuhl. Dieser Mitarbeiter, schaute aus einem riesigen Fenster nach draußen. Dort konnte er ein Objekt erkennen. Immer wenn ein neues Objekt auftauchte hielt er ein neues Schild hoch. Auf diesem Schild stand dann die Bezeichnung des Objektes, das man erkennen konnte, wenn man aus dem Fenster geschaut hat. Der Mitarbeiter hielt dieses Schild so lange nach oben, bis das Objekt nicht mehr durch das Fenster erkennbar war. Eine komische Aufgabe hatte dieser Mitarbeiter. Was mich dann überraschte war, dass sich in jedem Zimmer, im Prinzip dasselbe abspielte nur auf einen anderen Bezug. So fand ich dann z.B. im auditiven Zimmer das gleiche nur in Bezug auf Töne und Lieder.

Dann gibt es hier noch ein paar Boten. Diese Boten gehen von Zimmer zu Zimmer und schauen, welche Schilder gerade hochgehalten werden. Diese Informationen geben sie dann an den Chef des Hauses weiter.

Es dauerte nicht lange bis jemand auf mich zukam und mich fragte ob er mir helfen könne. Er zeigte mir dann nochmal alles und bat mir auch an, in das untere Stockwerk zu gehen. Für mich war schon dieses Stockwerk sehr skurril, da war ich doch mal gespannt, was unten so vor sich geht. Gesagt, getan. Wir gingen nach unten und ich kann Ihnen sagen, da läuft alles ein wenig schneller ab. Ich kam mir vor wie in einem riesigen Ameisenhaufen. Oder halt, das bessere Beispiel wäre wohl ein Börsenmarkt, bei dem gerade der Kurs nach unten gerasselt ist und nun alle so schnell wie möglich versuchen zu verkaufen. Alles ruft durch die Gegend, ständig wechselnde Schilder und ein riesige Hektik. Aber bei all der Hektik muss man trotzdem sagen, dass alles strukturiert lief. Hier wusste jeder was er wann zu tun hat. Aber wir mussten uns auf der Seite aufhalten, denn sonst ständen wir nur im Weg. Ich fragte meinen Führer was das Ganze zu bedeuten hat und was dieses Haus eigentlich macht. Es geht um die Objektkonstanz und die Fähigkeit Unterschiede zu erkennen. Objektkonstanz bedeutet, dass ein Objekt erkannt wird, egal in welcher Position es sich befindet. Wenn wir also ein Tasse vor uns haben und wir diese umdrehen, können wir immer noch erkennen, dass es sich um eine Tasse handelt, obwohl sich das visuelle Muster ändert. Diese Objektkonstanz findet auf dem oberen Stockwerk statt. Jetzt ist es aber für uns wichtig zu wissen, wenn sich ein Objekt in irgendeiner Art und Weise verändert hat. Hierfür ist das untere Stockwerk zuständig. Hier wird eine Unmenge an Informationen verarbeitet. Die Fähigkeit der Unterscheidung entsteht dann im Zusammenspiel beider Stockwerke. Denn das obere Stockwerk erkennt das Objekt und kennt die übliche Form. Das untere Stockwerk hingegen gleicht die von oben kommende Information über das Aussehen, mit der aktuellen Information ab und nimmt dadurch Unterschiede war.

Die zweiten Stockwerke sind vergleichbar mit der Hierarchie der Cortexareale. Vereinfacht ausgedrückt haben wir in dieser Hierarchie unterschiedlichste Areale. Umso höher man in dieser Hierarchie kommt, umso stabiler werden die Repräsentationen (Repräsentation = Neurone die immer dann aktiv werden, wenn z.B. ein bestimmtes Objekt im Blickfeld ist). Die untersten Areale sind dazu da, überhaupt festzustellen, ob ein Reiz wahrgenommen wurde, oder nicht. Darauf aufbauend wird dann nach Lokalisation, Intensität, Art, Dauer,... unterschieden. In den nächst höheren Arealen werden dann erste Assoziationen miteinbezogen und in noch höheren Arealen, werden dann auch Gedächtnisinhalte und andere Sinneswahrnehmungen mit einbezogen.

Also kann man sagen, dass die Objektkonstanz für uns sehr wichtig ist und ein wichtiger Prozess in der kognitiven Leistungsfähigkeit darstellt. Man nennt die Objektkonstanz auch invariante Repräsentationen (= anpassbare Repräsentationen). Diese invarianten Repräsentationen finden wir in vielen Bereichen des Gedächtnisses. Angefangen in der Sensorik (z.B. Sehen einer Tasse aktiviert eine invariante Repräsentation = unterschiedliche Formen von Tassen, bleiben trotzdem noch Tassen) bis hin zur Motorik.

Den Bereich der Sensorik haben wir bereits dargestellt. Jetzt geht es aber auch noch um den Bereich der Motorik. Hier gibt es eine interessante Tatsache. Wenn wir eine motorische Fähigkeit lernen, dann speichern wir ein Muster in unserem Gehirn ab. So eine Art Bedienungsanleitung für die Bewegung. Diese Bedienungsanleitung wird ebenfalls als eine invariante Repräsentation gespeichert und wird erst in einem zweiten Schritt an die Ausführung angepasst. Wenn wir also z.b. das Schreiben nehmen, dann greifen wir auf dieselbe Gebrauchsanweisung, Muster zurück, egal ob wir mit der linken oder mit der rechten Hand schreiben. Lediglich der zweite Schritt, die Umwandlung des Musters (Gebrauchsanweisung) in die Ausführung ist unterschiedlich. Dies ist sehr wichtig. Denn wenn z.B. die Gebrauchsanweisung fürs Schreiben nur für eine Hand gelten würde, dann müssten wir bei einem Umlernen ein komplett neues Muster lernen.

Wir können noch ein weiteres Beispiel für die Motorik geben. Manch einer kann sich vielleicht noch an das Gedicht „Der Erlkönig" erinnern. Wenn wir nun den Erlkönig gelernt haben, können wir das Gedicht aufschreiben, aufsagen oder auch in den Computer niederschreiben. Für jede der drei unterschiedlichen motorischen Programme benutzen wir dieselbe invariante Repräsentation.

6. Ein Stups und das Atom rollt

2. Hospitation

Also ich muss schon sagen. Von meiner ersten Hospitation war ich schon mächtig beeindruckt. Mal sehen, was nun kommen wird.
Meine zweite Hospitation fand in einem speziellen Raum statt. Er gleicht einer Art Mikrowelle. Komisch was es hier so alles gibt.

Ich durfte als Beobachter bei einer Vorführung zusehen. Die Mitarbeiter der Mikrowelle (ich nenne sie jetzt einfach mal so, da mir kein besserer Name einfällt.) waren gar keine so richtigen Mitarbeiter. Es waren so was Ähnliches wie Atome. Haben Sie schon mal so ein Atom gesehen? Ich kann Ihnen sagen, das sind witzige Kerlchen. Sie sehen aus wie fliegende Smileys. Einer sah aus wie ein Pirat. Der andere hatte ein Lachen im Gesicht und der andere sah aus wie ein Zyklop. Aber eine Stimmung war bei denen. Naja, ich komme vor lauter Begeisterung mal wieder vom Thema ab. Also zu Beginn sitzen alle erwartungsvoll auf ihren Plätzen. Alle in den Startlöchern, sofort los zu flitzen. Dann kommt plötzlich von der Wand ein Atom her geschossen, dass dann ein anderes an stupst und so geht das dann weiter bis letztlich alle von diesen kleinen verrückten Kerlchen in der Gegend rumflitzen, als gebe es keinen Morgen mehr.

So ähnlich ist es auch mit unserem Gedächtnis. Oft reichen einzelne Informationen und die komplette Erinnerung wird aktiviert. Dies ist hilfreich, denn wenn wir immer jede einzelne Information einer erlebten Situation bräuchten, dann könnten wir uns an keine mehr erinnern. Für unser Gehirn bedeutet dies, dass wenn nun ein paar Reize, ein gespeichertes Muster aktivieren, dass dann das komplette Muster aktiv wird. Also auch das Ende. Nehmen wir hierfür ein Beispiel aus der Musik. Wenn wir unser Lieblingslied anhören, dann kennen wir das Ganze Lied. Es reichen meist nur die ersten paar Töne, dann erinnern wir uns an das ganze Lied und können mitsingen. So ist es auch mit anderen gespeicherten Mustern.

Dadurch, dass wir das Ende eines gespeicherten Musters kennen, können wir auch ein kleines Stück die Zukunft voraussagen. Ständig sagt unser Gehirn Dinge voraus, obwohl wir davon eigentlich gar nichts wissen. Doch diese Voraussagen sind für uns sehr wichtig. Jede Voraussage basiert auf den gemachten Erfahrungen. Wenn mal eine Voraussage nicht eingetroffen ist, dann wird automatisch unsere Aufmerksamkeit darauf gelenkt und wir sind teilweise überrascht. Manchmal kommen dann so Aussagen wie: „Damit habe ich überhaupt nicht gerechnet".

7. Herr General, wie kann ich Ihnen helfen?

3. Hospitation

Meine nächste Hospitation findet in einer Kaserne statt, beim General persönlich. Genau genommen soll ich nur dasitzen und beobachten. Am besten gar nicht sprechen, damit ich den Ablauf nicht störe.

Im Prinzip laufen hier nur Routineabläufe ab und es geht mehr um Struktur und Übung als um einen Ernstfall – Zum Glück. Der Herr General hat einen Privatsekretär – Herrn „von Lauf zu Dem". Einen netten Herrn, doch seine Aufgabe würde ich nur ungern übernehmen. Er muss im Prinzip die Befehle von höchster Stelle nach unten weitergeben und dann wieder Meldung erstatten, ob die Befehle auch ordnungsgemäß ausgeführt werden. Je nach Ergebnis müssen dann die weiteren Anpassungen als Befehl weitergegeben werden. Hierfür ist dann wieder der Sekretär gefragt.

Dann gab es an einem Tag eine nette Anfrage von einem außenstehenden Reporter. Dieser hatte eine Frage und hat sich, wie es sich hier auch gehört, erst an unterster Stelle vorgestellt und seine Frage vorgetragen. Allerdings konnten die mit der Frage nicht viel anfangen und haben ihm eine Ebene höher geschickt. Hier konnte die Frage ebenfalls nicht beantwortet werden. Er wurde dann immer eine Ebene höher geschickt, wenn die aktuelle Ebene die Frage nicht beantworten konnte. Letztendlich ist er beim General persönlich gelandet. Der General hatte dann ein privates Gespräch mit dem Reporter. Ich weiß bis heute nicht, worum es bei diesem Gespräch ging. Aber er konnte die Frage beantworten und hat daraufhin weitere Schritte eingeleitet, die dann wiederum die Hierarchie hinunter gewandert sind. Dieses Prinzip des Auf- und Abwanderns ist sehr verbreitet im Cortex und ist ein wichtiges Funktionsprinzip. Wird von außen ein Reiz wahrgenommen, dann wird dieser so lange die Hierarchie hinaufgeschickt, bis eine Ebene mit diesem Reiz etwas anfangen kann, bzw. diesen interpretieren und analysieren kann. Zudem findet ein ständiger Informationsaustausch zwischen den einzelnen Ebenen statt.

Wenn man sich den Cortex dann noch etwas genauer anschaut, dann fällt einem der sechs- schichtige Aufbau auf. Zudem ist der Cortex in einzelnen Säulen aufgebaut. Das bedeutet, dass der Informationsaustausch vorwiegend in der vertikalen Ebene in den Säulen stattfindet, wobei auch ein horizontaler Informationsaustausch wichtig und vorhanden ist. Dieser wird aber vorwiegend in der der obersten Schicht der Cortex gefunden.

Diesen Aufbau findet man in vielen Bereichen des Cortex. Wenn man sich nun nochmal die aufsteigende Reizverarbeitung ansieht, dann funktioniert das auf diesen Ebenen wie folgt. Auf der untersten Ebene einer Säule (teilweise auch auf anderen Ebenen, z.B. Ebene 4) beginnt die Reizverarbeitung. Der Reiz wandert dann immer weiter nach oben (es gibt ein sehr komplexes Verschaltungsprinzip in dem sechsschichtigen Aufbau, der hier nicht erklärt werden kann). Aber auch umgekehrt findet die Informationsweitergabe statt.

Jetzt noch einen letzten weiteren Aspekt. Durch dieses vielfältige Verschaltungsprinzip wird der Output eines Musters auch wieder zum Input. Durch diesen Rückkopplungsmechanismus kann das eine Muster von sich selber lernen und Musterfolgen speichern. Man könnte das vereinfacht auch so ausdrücken. Man lernt für eine Klausur. Das Gelernte möchte man nochmal wiederholen und erklärt es einer anderen Person. Durch diese Wiederholung wird der Output zu einem neuen Input und der Lernstoff wird gefestigt. Dieser Mechanismus ist natürlich nur ein Teil eines komplexen Systems.

8. Ein sehender Blick

4. Hospitation

Die vierte Hospitation fand in einem Teil der Klink statt, die ziemlich am Ende des Gebäudekomplexes liegt. Die Mitarbeiter dort haben eine besondere Fähigkeit. Sie haben einen besonderen Blick auf die Welt. Sie sehen Dinge die andere nicht sehen, können Dinge lokalisieren, wo andere noch nie waren und können die volle Farbenpracht der Welt wahrnehmen. Sie sehen ich falle ein wenig ins Schwärmen.

Kommen wir aber mal zu deren Aufgaben zurück. Wie ich sehen kann gibt es hier einige Boten. Diese Boten sind in der gesamten Klinik weit verbreitet. Die Boten haben die Aufgabe visuelle Informationen von den Augen hierher zu den Mitarbeitern zu transportieren. Die Informationen die hier ankommen, werden dann weiterverarbeitet. Die Komplexität dieses Gebäudeabschnittes ist Wahnsinn. Es gibt über 25 Zimmer die jeweils eine eigene Arbeitsgruppe beherbergen, die unterschiedlichsten Aufgaben erfüllen.

Ich befinde mich an der Stelle, an der der Bote die ersten Informationen an die Mitarbeiter weitergibt. Also so zu sagen am Anfang der Wahrnehmung. Hier wird erst mal wahrgenommen ob überhaupt ein Reiz angekommen ist und wenn ja, dann wird dieser an die entsprechende Stelle weitergeleitet. So werden die meisten Informationen parallel verarbeitet. Wenn der Bote z.B. ein Foto von einem roten Feuerwehrauto mitbringt, dann wird das Foto an verschiedene Stelle weitergereicht. So geht das Foto u.a. in das Farbzimmer. Hier wird die Farbe analysiert. Parallel dazu wird dann das Feuerwehrauto „zerlegt" und nach der Form und Ausstattung analysiert. Später, in einem weiteren Schritt werden dann die parallel verarbeiteten Informationen wieder zusammengefügt.

Im Allgemeinen kann man zwischen zwei großen Wegen und Verarbeitungsrouten unterscheiden. Der erste Weg führt an folgenden Zimmern vorbei:

- Raumwahrnehmung
- Bewegungswahrnehmung
- Koordination der Augenmotorik

Der zweite Weg führt hingegen an folgenden Zimmern vorbei:

- Erkennung von Gegenständen
- Erkennung von Farben
- Erkennung von Gesichtern

Die Parallelität der visuellen Verarbeitung bringt viele Vorteile. Der wichtigste liegt darin, dass es nur wenig Zeit in Anspruch nimmt. Vom Prinzip her könnte man sagen, dass die Zeit in der Regel gleich bleibt. Bei komplexeren Aufgaben, werden einfach nur mehr Neurone einbezogen. Allerdings bringt diese Parallelität auch eine Schwierigkeit mit sich. Diese Schwierigkeit wird als Bindungsproblem beschrieben. Es geht darum die, einzeln verarbeiteten Informationen wieder zu einem Ganzen zusammen zu fügen. Stellen Sie sich hierfür folgendes Beispiel vor:

Ein neues Foto kommt von den Augen. Die Verarbeitung wird auf verschiedene Mitarbeiter verteilt. Der eine kümmert sich um die Verarbeitung der Farbe, der nächste um die Form, der nächste um die Bewegung und so weiter. Jetzt gibt es aber das Problem, dass jeder Mitarbeiter eine andere Sprache spricht. Die Firma wollte für die Verarbeitung der Informationen immer nur die Besten aus aller Welt. So entstand ein multikulturelles Arbeitsumfeld. Die Mitarbeiter treffen sich nach ihrer Arbeit im Gemeinschaftsraum um nun die einzelnen Informationen wieder zu einem Ganzen zusammen zusetzen. Doch wie sollen sie das machen, wenn alle eine andere Sprache sprechen?

Dies wäre nun ein Beispiel für das Bindungsproblem. Die Lösung für das Bindungsproblem könnte auf zwei unterschiedlichen Mechanismen beruhen. Zum einen wird angenommen, dass die Areale, die für die Verarbeitung zuständig waren, eine Synchronität anstreben. Auf der Ebene des Gehirns bedeutet das, dass die Areale denselben EEG-Rhythmus benutzten. Auf der Ebene des Beispiels würde das bedeuten, dass man sich z.b. auf eine gemeinsame Sprache einigt, die alle ein wenig können, z.b. Englisch. Oder das man sich mit nonverbaler Kommunikation aushilft.

Zum anderen gibt es den schon bereits erwähnten Rückkopplungsmechanismus zwischen höheren und niederen Arealen. Die höheren Areale erstellen ein stabiles Bild von dem aktuell gesehenen Foto, die niederen Areale verarbeiten dann verändernde Informationen. Durch den ständigen Informationsaustausch wird dann eine Bindung der einzelnen Informationen zu einem großen Ganzen möglich.

Wenn wir vom Sehen sprechen, dann müssen wir auch davon sprechen, wie das Gehirn erkennt wo Grenzen zwischen den einzelnen Objekten liegen. Ein recht einfacher Mechanismus liegt darin, dass unser Gehirn aus Erfahrung heraus weiß, dass die Bildpunkte die zusammen gehören sich auch meist zusammen bewegen. Wenn also z.b. eine Katze über den Tisch läuft, dann werden alle Bildpunkte, die zur Katze gehören, sich auch zusammen bewegen. Das Bewegungsempfinden ist sowieso ein wichtiger Faktor für die so genannte Figur- Grund- Wahrnehmung – die Fähigkeit Grenzen zwischen Objekten zu ziehen und somit zu erkennen welche Objekte vor einem liegen. Es gibt noch weitere Faktoren, die für die Figur- Grund- Wahrnehmung dienlich sind.

Aber kommen wir nun auf das Bewegungssehen zurück. Wie schafft unser Gehirn das Erkennen von Bewegung? Aus der Wissenschaft wissen wir, dass es im Gehirn Neurone gibt, die auf einem bestimmten Bewegungsaspekt ansprechen (also wenn z.b. etwas nach rechts bewegt wird, dann wird ein Neuron aktiv). Allerdings liegen diese Neurone im Gehirn und nicht in der Netzhaut. Wie wandelt dann das Gehirn die ankommenden Signale aus der Netzhaut so um, dass diese im Gehirn von den bewegungssensitiven Neuronen erkannt werden. Nun, dies basiert zum einen auf der intelligenten Verschaltung und zum anderen auf der beeindruckenden Rechenleistung des Gehirns. Für das bessere Verständnis werden wir die Komplexität etwas vereinfachen. Nehmen wir hierfür auch wieder ein schönes Beispiel zur Hand. Stellen wir uns vor, wir hätten zwei Mitarbeiter die auf einem Stuhl sitzen und aus einem Fenster schauen. Zwischen den zwei Mitarbeitern ist eine Trennwand, so dass jeder Mitarbeiter nur seinen begrenzten Fensterausschnitt sehen kann. Neben jedem Mitarbeiter befindet sich ein Hebel. Wenn sie diesen Hebel umlegen, wird ein Impuls nach hinten in einen weiteren Raum geschickt. In diesem Raum sitzt ein weiterer Mitarbeiter. Vor diesem Mitarbeiter hängen zwei Lampen. Diese Lampen leuchten wenn einer der vorderen Mitarbeiter seinen Hebel bewegt. Wenn also der linke Mitarbeiter seinen Hebel bewegt, dann wird die linke Lampe leuchten und wenn der rechte Mitarbeiter seinen Hebel bewegt, dann wird die rechte Lampe leuchten. Der Mitarbeiter im Raum kann nicht sehen was vor dem Fenster geschieht. Er ist so zu sagen völlig abgeschottet. Er sieht nur wann welche Lampe leuchtet. Ok, soviel zum Aufbau. Jetzt stellen wir uns vor, vor dem linken Fenster taucht ein Vogel auf, der dann nach rechts an ihm vorbeifliegt. Der linke Mitarbeiter sieht den Vogel und betätigt den Hebel. Die linke Lampe leuchtet. Der Vogel verschwindet aus dem Blickfeld des linken Mitarbeiters und taucht im Blickfeld des rechten Mitarbeiters auf. Dieser betätigt dann seinen Hebel. Die rechte Lampe leuchtet. Der Mitarbeiter im abgeschotteten Raum weiß nun, dass etwas sich von links nach rechts bewegt hat und meldet dies weiter. Durch die Zeitverzögerung bei dem anmachen der Lampen kann man auch auf die Bewegungsrichtung einen Rückschluss ziehen. Dieses Beispiel ist zwar stark vereinfacht, aber das Prinzip kommt an die Funktionsweise im Gehirn heran.

Jetzt stellt sich noch die Frage, wie das Gehirn die Eigen- von der Fremdbewegung unterscheidet. Nun, dies ist nicht so schwer zu verstehen. Das Gehirn bekommt von der Körperwahrnehmung Signale ob sich nun der eigene Körper bewegt oder etwas anderes. Jetzt ist es aber so, dass starke visuelle Reize manchmal zu einer Irritierung führen können. Dies kann man z.B. sehr schön daran erkennen wenn man in der Bahn, im Bahnhof sitzt und man aus dem Fenster auf einen anderen stehenden Zug schaut. Wenn nun einer der beiden Züge losfährt, dann kann es sein, dass man nicht genau weiß, welcher Zug nun losfährt. Der in dem man sitzt, oder der andere.

Zudem gibt es noch ein weiteres Problem. Wenn die Informationen des Körpers und die Informationen der Augen nicht übereinstimmen, kann es sein, dass das Gehirn eine Art „Error" erzeugt. Dies kann sich z.B. bei der Übelkeit auf hoher See zeigen. Die Augen sehen eine Bewegung, doch der Körper meldet keine Bewegung. Das sorgt für eine Art „Error", was mit Übelkeit beantwortet wird. Die Schiffsschaukeln sollte diesem Problem dadurch begegnen, dass man sich aktiv durch das schaukeln bewegt und der Körper nun eine Bewegungssignal weiterleitet. Dadurch wird kein Error mehr erzeugt, da visuelle Information und Körperinformation übereinstimmen.

In der Fachliteratur werden zwei Formen von Erkennen unterschieden. Bei der ersten Form geht es lediglich um die reine Erkennung und Wahrnehmung von Einzelheiten. Bei der zweiten Form geht es dann um die dazu gehörigen Assoziationen. Hier kann man den Bezug zu den invarianten Repräsentationen wieder herstellen.

Ok, jetzt war aber einiges an Information in den letzten Seiten. Kommen wir noch zu einem interessanten Thema und dann sind wir mit dieser Hospitation auch zu Ende. Es geht um das Gesichter erkennen. Das Gesichter erkennen ist eine für uns sehr wichtige Leistung des visuellen Systems. Es ist erstaunlich wie wenig Wörter es gibt um ein Gesicht zu beschreiben. Versuchen Sie mal verschiedene Gesichtsausdrücke so differenziert zu beschreiben, dass sich eine andere Person genau vorstellen kann, wie der von Ihnen beschriebene Gesichtsausdruck aussieht. Es wird so gut wie unmöglich sein. Wir können vorwiegend die Grundformen von Gesichtern unterscheiden, denen wir täglich begegnen. Oder können sie z.B. Asiaten so gut unterscheiden wie Europäer?

Viele Bauern können ihre Kühe oder Schafe so gut am Gesicht unterscheiden wie wir die Gesichter unserer Liebsten. Es gibt Hinweise darauf, dass bei diesen Bauern dasselbe Areal aktiv wird, wie bei der Unterscheidung von Gesichtern.

9. Ein Raum voller Sehen

5. Hospitation

Genau genommen bin ich nicht wo anders hingekommen. Ich bin noch immer im selben Gebäudekomplex, nur bin ich jetzt in einem Bereich der sich mit einer speziellen Leistung befasst.

Es ist unglaublich wie groß und schön dieser Raum ist. Hier zu arbeiten ist auf jedenfall nicht schlecht. Hier wird eine spezielle Leistung bearbeitet. Der Bote bringt regelmäßig neue Informationen die dann hier bearbeitet werden. Hier geht es vorwiegend darum die Dreidimensionalität eines Bildes zu erzeugen. Das was die Filmindustrie bis heute nur in eingeschränktem Maße kann, macht das Gehirn schon seit Jahrtausenden problemlos. Einfach unglaublich welche Leistung hier erbracht wird. Der Mitarbeiter hier hat die unterschiedlichsten Werkzeuge und Hilfsmittel aus denen er dann eine Vielzahl an Berechnungen vornimmt. Wenn man sieht welche minimalen Informationen nur von den Boten gebracht werden und welche dann nach der Bearbeitung vorhanden sind ist das durchaus sehr beeindruckend.

Alles was das Auge wahrnimmt wird in einer Zweidimensionalität an das Gehirn geschickt. Erst die Berechnungen und Leistungen des Gehirns machen dann aus der Zweidimensionalität eine Dreidimensionalität. Dies ist für uns äußerst wichtig. Denn sie bildet eine Grundlage um im dreidimensionalen Raum zu agieren (natürlich können auch Blinde im dreidimensionalen Raum agieren; wobei diese einen anderen Mechanismus nutzen).

Jetzt stellt sich die Frage, wie das Gehirn das macht, dass wir dreidimensional sehen können. Es gibt hierfür zwei wichtige Prinzipien. Zum einen ist es die Erfahrung die seinen Teil dazu beiträgt und zum anderen, dass wir zwei Augen haben. Beschäftigen wir uns zuerst mit der Erfahrung. Das Gehirn hat durch die Interaktion mit der Umwelt verschiedene Prinzipien herausgearbeitet, die dem Gehirn als Grundlage dienen um die Dreidimensionalität zu berechnen.

Dazu zählen u.a. folgende Prinzipien:

- weiter hinten liegende Objekte sind kleiner
- Linien die in die Tiefe führen sind schräg
- Existenz eines waagrechten Horizontes
- Objekte in der Nähe bewegen sich schneller

Diese Prinzipien sind so fest in unserem Gehirn verankert, dass auch fiktive Bilder/ Trickbilder dadurch falsch/anders bewertet werden. Dann kommt noch ein weiterer Punkt dazu, der letztendlich auf der Erfahrung aufbaut. Durch den Umgang mit Objekten erfahren, be-greifen wir regelrecht deren Dreidimensionalität. Die Erfahrung führt uns dann zu den invarianten Repräsentationen und den Voraussagen.

Dann kommen wir auf die zwei Augen zurück. Jedes Auge liefert ein anderes Bild der Umwelt an das Gehirn. Diese beiden Bilder haben bestimmte Unterscheidungen aus denen dann das Gehirn ein dreidimensionales Bild kreiert. Die visuelle Umwandlung von der Zweidimensionalität in eine Dreidimensionalität bildet nur die Basis der Raumwahrnehmung. Die Raumwahrnehmung an sich ist nicht modalitätsspezifisch, also nicht auf einen Sinn alleine spezialisiert. So kann man z.B. auch über das Gehör eine dreidimensionale Raumwahrnehmung erzeugen.

Kommen wir nun zu Aufgaben der Raumwahrnehmung. Es gibt experimentelle Untersuchungen, die sich intensiv mit dieser Thematik beschäftigt. Ein Experiment möchte ich hier (ein bisschen verändert) vorstellen:

Beispiel:

    A: ↑   1: →   2: ↓

Der erste Pfeil stellt den Ausgangswert dar. Man darf die Pfeile 1 und 2 nur im Uhrzeigersinn drehen. Welchen dieser beiden Pfeile müsste man länger drehen, bis er den Ausgangswert erreicht hat?

Ein Teil des Gedächtnisses wird bei dieser Aufgabe unerlässlich. Es handelt sich um das Arbeitsgedächtnis, genau genommen um das visuospatiale Arbeitsgedächtnis. In dieser Spezialform des Arbeitsgedächtnisses geht es darum visuelle Informationen weiterzuarbeiten; etwa wie in dem oben erwähnten Experiment. Wenn man z.b. die Pfeile gedanklich rotiert bis man das gewünschte Ergebnis erreicht hat, so hat man das visuospatiale Arbeitsgedächtnis benutzt. Ein erstaunliches Ergebnis dieses Experimentes war, dass die Zeit, die für die Lösung der Aufgabe benötigt wurde, auch wirklich benötigt werden würde, wenn man gegenständliche Pfeile hätte drehen müssen. Natürlich kommen solche Aufgaben selten im Alltag vor. Deshalb nehmen wir mal ein Beispiel, das etwas alltagsnäher ist. Stellen Sie sich vor, Sie kämen an einen völlig neuen Ort und wollten diesen visuell Erkunden (= visuelle Exploration). An das Gehirn, bzw. das visuospatiale Arbeitsgedächtnis stellt dies eine Hohe Anforderung, denn hier müssen alle Informationen gespeichert werden, die bereits entdeckt wurden. Ansonsten würde man Gefahr laufen, dieselben Bereiche zum wiederholten Male zu erkunden.

Das visuospatiale Arbeitsgedächtnis stellt eine Art Baustelle dar. Hier wird rotiert, umgewandelt, experimentiert, usw. Gespeicherte Informationen, z.B. mentale Karten von Orten, werden ins Arbeitsgedächtnis gerufen und dort an die aktuelle Situation angepasst.

Ok, nun ist es aber gut mit den Hospitationen in diesem Gebäudeabschnitt. Jetzt möchte ich mal wieder etwas anderes kennen lernen. Mal sehen, wo mich mein Praktikum nun hinführt.

10. Hört, hört, das Gehör spricht

6. Hospitation

Endlich was Neues. Doch wo bin ich jetzt gelandet? Hier klingt es aus allen Ecken und Enden. Bin ich jetzt im Musikerviertel gelandet? Ich glaube ja. Naja, solange die gute Musik spielen, habe ich ja nichts dagegen. Hier wird man immer mit einem Liedchen auf den Lippen begrüßt. Die spinnen hier wohl ziemlich, aber naja, jeder hat halt so seine Macken...

Von meiner letzten Hospitation habe ich über die Raumwahrnehmung berichtet. Ich habe auch davon erzählt, dass die Raumwahrnehmung auch durch das Gehör stattfinden kann. Doch wie funktioniert überhaupt die auditive Schalllokalisation? Hierfür muss man sich erst mal die auditive Schalllokalisation auf zwei Ebenen „runterbrechen". Es geht hier um die vertikale Schalllokalisation und um die horizontale Schalllokalisation. Befassen wir uns aber zuerst mit der horizontalen Schalllokalisation.

Was dahinter steckt ist im Prinzip nicht so schwer. Wenn eine Quelle, z.B. eine Hupe, rechts von mir losgeht, dann ist der Schall der Hupe zuerst in meinem rechten Ohr, bevor dieser in das linke Ohr gelangt. Durch diesen zeitlichen Unterschied kann sich das Gehirn in eine Richtung orientieren. Diese Art der Unterscheidung ist aber nur hilfreich wenn ein Reiz neu auftaucht. Was wenn ein Dauerton vorherrscht? Nun da müssen wir uns die Schallwellen nochmal etwas genauer anschauen. Im Prinzip haben Schallwellen Höhen und Tiefen. Beide wechseln sich ab. Das Gehör kann feinste Unterschiede erkennen. So kann es eben auch die Höhen erkennen. Wenn nun die eine Höhe auf der einen Seite schneller auftritt als auf der anderen, kann dadurch eine Lokalisation wieder erschlossen werden. Jetzt gibt es aber noch ein letztes Problem auf der vertikalen Ebene. Was ist mit einem Dauerton auf sehr hohen Frequenzen? Nun hierfür gibt es einen anderen Mechanismus. Der Kopf wirft einen Schallschatten. Wenn nun ein Ton von rechts kommt wird der Schallschatten nach links geworfen und dadurch eine leichte Abschwächung des Tones auf der linken Seite bewirkt. Dieser feine Unterschied kann ebenfalls von Gehör/ Gehirn genutzt werden für die Lokalisation.

Dann kommen wir auf die vertikale Ebene. Hierfür sind unsere Ohrmuscheln wichtig. Sie dienen als eine Art Reflektor und können eintreffende Schallwellen ableiten und somit in den Gehörgang lenken. Das Gehirn kann dann aus diesen unterschiedlichen Zeitverzögerungen eine Lokalisation herausfiltern. Meistens findet keine reine Schalllokalisation auf Vertikal- oder auf Horizontalebene statt, sondern wird als eine Art Mischform wahrgenommen. Doch für unser Gehirn birgt dies keine besondere Anstrengung.

Kümmern wir uns nun um einen anderen Bereich – die Musik. Bevor wir direkt mit der Musikwahrnehmung loslegen, noch eine interessante Tatsache. Die Verarbeitung von Sprache liegt bei den meisten Menschen vorwiegend linkshemisphärisch. Die Verarbeitung von Musik liegt bei den meisten Menschen vorwiegend rechtshemisphärisch. Wenn wir sprechen wollen, wird also vorwiegend die linke Hemisphäre aktiv und wenn wir singen wollen, vorwiegend die rechte Hemisphäre. Es gibt Patienten, die eine Linkshirnschädigung erlitten haben, dadurch nicht mehr richtig sprechen können, aber trotzdem noch singen können. Dies zeigt doch, dass Aspekte der Sprache auch rechts verarbeitet werden und dass es eine Differenz zwischen Sprache und Gesang geben muss.

Man kann musikalische Muster in vier Bereiche einteilen:

- die Melodiestruktur
- die Zeitstruktur
- die vertikale harmonische Struktur (Akkorde) und
- die dynamische Struktur

Musikhören unterliegt ständigen plastischen Lernvorgängen. Zudem kann die Musik einen großen Einfluss auf unsere emotionale Einstellung, sowie eine Strukturierung motorischer Aktivitäten nehmen. Viele Menschen hören zur Entspannung Musik. Es gibt Fachleute die klassische Musik als Förderung der Gehirnentwicklung bei ungeborenen Babys als sinnvoll erachten. Zudem kann die Musik eine Strukturierungshilfe, z.B. beim Tanzen sein.

11. Die Bedeutung des Wortes Sprache

7. Hospitation

Also von mir wird schon so einiges abverlangt. Jetzt soll ich zwischen verschiedenen Gebäudekomplexen hin und herwechseln. Im Prinzip wollen die von mir, dass ich an mehreren Punkten zur Gleichen Zeit sein soll. Wie soll ich das nur machen?

Man hat mir erklärt, dass das was man hier macht und das was ich hier lernen kann, eben nicht nur an einer Stelle geht, sondern die Komplexität von mehreren Bereichen bedarf. Naja, was macht man nicht alles um mal ein bekannter Neuropsychologe zu werden…

Es geht um etwas das für uns in unserer heutigen Zeit sehr wichtig wurde – die Sprache. Wenn wir Kleinkinder anschauen, die gerade dabei sind ihre ersten Worte zu sprechen, dann können wir erkennen, dass das Erlernen der Muttersprache nicht unbedingt die einfachste Aufgabe darstellt. Ganz im Gegenteil stellt das Erlernen der Muttersprache wohl eines der komplexesten Lerninhalte dar, die wir je in unserem Leben lernen. Die Komplexität einer Sprache, mit all den Wörtern, der Grammatik, … stellt an das Gehirn hohe Anforderungen. Was manch einen vielleicht überraschen wird, ist die Tatsache, dass viele der heutigen gängigen Kulturtechniken auf der Sprache aufbauen und ohne die Sprache nur eingeschränkt funktionieren würden. Dazu zählen u.a. das Lesen, Schreiben und Rechnen. Ja, auch das Rechnen ist auf eine funktionsfähige Sprache angewiesen, aber dazu später mehr.

Beginnen wir aber erst einmal mit dem Sprechen und der Sprache/Sprachverständnis. Beides baut auf derselben Basis auf, aber trotzdem sind es unterschiedliche Fähigkeiten. Das Sprechen nimmt vorwiegend den motorischen Bereich in Anspruch, wohingegen die Sprache/ Sprachverständnis vorwiegend den sensorischen Bereich in Anspruch nimmt.
Um mal einen Überblick, bzw. ein Verhältnis der motorischen Leistung beim Sprechen zu bekommen folgend ein paar Zahlen.

Beteiligung unterschiedlicher Muskeln an einer Fähigkeit:

- Insgesamt haben wir   ca. 600 Muskeln
- Muskeln für die Mimik sind   ca. 50 Muskeln
- Muskeln die eine Mitbeteiligung
  am Sprechen haben sind   ca. 100 Muskeln

Dann kommen wir zur Sprache/Sprachverständnis. Der Wortschatz eines Durchschnittbürgers kann nur grob geschätzt werden. Man nimmt einen groben Richtwert von ca. 50.000 Wörtern an. Trotz dieses, auf den ersten Blick, hohen Wortschatzes, sind wir doch in vielen Bereichen durch unsere eigene Sprache begrenzt. Wir können lediglich die Dinge verbal beschreiben, für die wir auch Beschreibungen/ Wörter kennen.

Wenn man sich den Cortex anschaut und sehen möchte, wo die Areale für die Sprache liegen, muss man an verschiedenen Stellen suchen. Zuerst einmal findet man bei der größeren Hälfte der Menschen die Sprachdominanz in der linken Hemisphäre. Das bedeutet jedoch nicht, dass die rechte Hemisphäre keinen Beitrag für die Sprache leisten würde. Wir haben oben schon gelernt, dass die rechte Hemisphäre für die Musik, Melodie und Rhythmus zuständig ist. So übernimmt z.B. die rechte Hemisphäre die Verarbeitung der Sprachmelodie. Es gibt des Weiteren zwei wichtige Cortexareale die zuständig sind für die Sprache. Da haben wir zum einen das Broca- Areal. Dieses Areal liegt im Frontallappen und ist für die Steuerung der Sprechmotorik zuständig. Für das Sprachverständnis haben wir das Wernicke Areal im Parietallappen, bzw. am Grenzgebiet zum Temporal- und Occipitallappen. Dann haben wir noch weitere Zentren, sowie subkortikale Strukturen wie die Basalganglien (Speedy- Sleepy), den Thalamus (Knochenkotzer) und das Kleinhirn (little Boss). Allgemein kann man sagen, dass es nicht einem einzelnen Bereich vorbehalten ist, die Sprache zu verarbeiten, sondern dass mehrere Bereiche eng zusammenarbeiten.

Kommen wir nun von der Sprache zum Lesen und zum Schreiben. Für das Lesen haben wir einen eigenen Bereich, das Lesezentrum in unserem Cortex. Dieses Lesezentrum befindet sich in der Nähe des

Wernicke- Zentrums. Menschen die schon viel in ihrem Leben gelesen haben, können schnell und sicher lesen. Es werden ganze Wörter auf einmal gelesen und nicht mehr Buchstabe für Buchstabe. Diese Automatisierung, dass man sobald man ein Wort sieht, dieses auch gelesen/ erkannt hat, ist so stark, dass wir gar nicht anders können und falls wir doch anders wollen, viel Anstrengung und Aufmerksamkeit brauchen. Hierfür folgendes Experiment:

Bitte nennen sie die Farbe, in der die folgenden Wörter geschrieben sind und lesen sie nicht was da steht.

Schwarz	Grau
Weiß	Schwarz
Grau	Weiß
Schwarz	Grau
Weiß	Grau

Kinder die Lesen lernen, beginnen damit erst einmal die Bedeutung der Buchstaben, bzw. das Alphabet zu lernen. Wenn sie die Buchstaben beherrschen, kommen erste Aneinanderreihungen von Buchstaben, die dann letztendlich von ganzen Wörtern abgelöst werden. Parallel dazu müssen die Kinder noch weitere Dinge lernen, die für das Lesen wichtig sind, wie z.B. die Aussprache, bzw. die Lautzuordnung und –differenzierung.

Man muss das Lesen in zwei verschiedene Bereiche einteilen. Lesen von sinnvollen und lesen von unsinnigen Wörtern. Wenn wir sinnvolle Wörter lesen, können diese aus dem Gedächtnis abgerufen werden. Wenn dann mal das Wort mit einzelnen Buchstabendrehern geschrieben wurde, macht dies nichts. Es gibt ein bekanntes Experiment, bei dem herausgefunden wurde, dass es ausreicht (bei geübten Lesern) wenn der Anfangs- und der Endbuchstabe richtig sind und der Rest in der Mitte verdreht ist. Das „Gedächtnis" für die bekannten Wörter liegt im so genannten orthographischen Lexikon (orthographisch = Rechtschreibung betreffend). Das orthographische Lexikon wird von weiteren Gedächtnisteilen, die z.B. für Wortbedeutung zuständig sind unterstützt, bzw. diese arbeiten zusammen.

Was aber wenn wir unbekannte Wörter lesen sollen? Dann hilft uns dieses Lexikon nicht viel. Hierfür ist Phonem- Graphem- Konversion wichtig. Im Prinzip lesen wir jeden einzelnen Buchstaben vor und versuchen diesen dann gleich an den Zweiten zu binden. Teilweise arbeiten das orthographische Lexikon und die Phonem- Graphem- Konversion zusammen (d.h. es gibt teilweise eine Zusammenarbeit zwischen dem Lexikon für Rechtschreibung und der Fähigkeit Laute zu Buchstaben zuzuordnen). Zudem wird allgemein das Arbeitsgedächtnis benötigt, vor allem beim Lesen von Unbekanntem.

So, dann kommen wir zum Schreiben. Beim Schreiben müssen wir zuerst einmal unterscheiden welche Form des Schreibens wir nutzen wollen. Es gibt die Möglichkeit des Abschreibens, die Möglichkeit des freien Schreibens und die Möglichkeit des diktierten Schreibens. Der gemeinsame Nenner aller Formen des Schreibens ist die Umwandlung der Sprache, bzw. der Wörter in motorische Befehle. Wenn man vom Abschreiben spricht, dann werden zudem wichtige Aufgaben an das visuelle System gestellt. Das orthographische Lexikon rückt hier eher in den Hintergrund, denn wir müssen ein Wort weder kennen, noch lesen können, bevor wir es abschreiben können. Das Arbeitsgedächtnis ist aber auch hier wiederum sehr wichtig.

Beim diktierten Schreiben werden neben der Motorik und dem Arbeitsgedächtnis, auch Ansprüche an die auditive Wahrnehmung gestellt. Teilweise ist das orthographische Lexikon hier sehr hilfreich. Denn sonst wird bei langen unbekannten Wörtern das Arbeitsgedächtnis stark beansprucht.

Beim freien Schreiben liegt der Schwerpunkt auf dem orthographischem Lexikon, sowie dem Gedächtnis für Wortbedeutungen/ Wortschatz und weiteren exekutiven/ kognitiven Funktionen, wie z.B. dem Vorstellungsvermögen. Die Sensorik rückt hier eher in den Hintergrund.

So, dann noch zum letzten Abschnitt dem Rechnen. Die Komplexität von mathematischen Rechenoperationen und Verständnis basiert auch auf der Sprache. Allerdings gibt es auch numerische Fähigkeiten, die nicht auf der Basis von Sprache funktionieren. Zahlen haben mit den Sprachen gewisse Gemeinsamkeiten. So weisen auch die Zahlen ein (begrenztes) Lexikon, eine Syntax (= Lehre der Grammatik) und eine Semantik (= Lehre der Bedeutungen) auf.

Für das Rechnen selbst müssen viele kognitive Rechenschritte gewährleistet sein. Angefangen von der Zahlenerkennung, bis hin zum Gedächtnis und den gespeicherten Rechenvorgängen.

Es gibt Experimente mit Affen und mit Kleinkindern, bei denen man herausgefunden hat, dass sehr basale numerische Fähigkeiten vorhanden sind. So konnten z.b. Affen eine Unterscheidung treffen auf welcher Seite mehr Äpfel sind (bezogen auf den Versuchsaufbau). Neurobiologische Untersuchungen ergaben Hinweise darauf, dass es Neurone gibt, die auf solche basalen numerischen Grundfähigkeiten geschult sind.

Das war jetzt aber eine Menge an Informationen. Jetzt habe ich erst mal seit langer, langer Zeit Urlaub. Ich werde versuchen einmal Abstand von meinen vielen Hospitationen zu bekommen und dann wieder mit klarem Kopf zurückkommen. Mal sehen, ob der Laden noch steht wenn ich zurückkomme oder ob sie ohne mich Bankrott gehen...

12. Ein Blatt bewegt sich im Wind

8. Hospitation

So, jetzt bin ich aus meinen Urlaub zurückgekehrt. Er war schön, aber wie immer mal zu kurz. Ich war in der Schweiz und habe mir dort die Gegend angeschaut. Diese riesigen Berge sind schon sehr beeindruckend. Viele Berge bei uns wären für die eher Hügelchen, als richtige Berge. In der Schweiz gibt es auch echt leckeren Käse. Also ich kann dieses nette neutrale Ländchen jedem aufs herzlichste empfehlen. Aber leben wir nicht in der Vergangenheit, sondern kommen wir in die Gegenwart. Meine achte Hospitation steht an und es wird sportlich. Ich bewege mich, im wahrsten Sinne des Wortes, auf das Bewegungszentrum zu. Man nennt die Möglichkeit zu handeln und zu interagieren, Praxie (= Fähigkeit Bewegungen sinnvoll auszuführen). Wieder einmal ein Fremdwort.

Es wurde schon im ersten Kapitel dieses Buches beschrieben wie die Bewegungsplanung funktioniert und welche Hirnstrukturen daran beteiligt sind (siehe „Mit Teamwork zur Begrüßung" und „Einbruch in einen Regelkreis"). Hierbei wurde aber primär das Augenmerk auf die Bewegung an sich und die Grundlagen hierfür gelegt. Im Folgenden möchte ich mich mit der Praxie beschäftigen.

Erst einmal sollte man noch erwähnen, dass motorische Fähigkeiten die einzige Art und Weise sind, wie Menschen miteinander kommunizieren können. Egal ob verbal, oder nonverbal, im Prinzip basiert alles auf motorischen Aktionen.

Es gibt einen Herrn der sich sehr gut mit der Praxie und deren Ausfällen befasst hat: Prof. Dr. Georg Goldenberg. Wenn man sich mit dieser Thematik beschäftigt, wird man immer wieder in der Fachliteratur auf seinen Namen stoßen. Deshalb werde auch ich hier Bezug zu ihm nehmen.

Goldenberg gibt drei Domänen für motorische Aktionen an:
I.   Werkzeug- und Objektgebrauch
II.   Produktion kommunikativer Gesten
III.   Imitieren von Gesten

Der Begriff Werkzeug darf nicht rein auf handwerkliche Werkzeuge missverstanden werden. Mit Werkzeugen sind Gegenstände gemeint, die wir für eine bestimmte motorische Aktion als Hilfsmittel nutzen können. So ist z.b. eine Zahnbürste auch ein Werkzeug.

Neben dem spezifischen Wissen über den Umgang einzelner Werkzeuge, haben wir auch ein Verständnis dafür, welche Struktur für welche Aufgabe nützlich ist. Wenn wir z.b. ein Werkzeug vorfinden, aber nicht wissen was das ist, oder wie es funktioniert, könnten wir trotzdem aufgrund der Struktur oder des Aufbaus Rückschlüsse auf dessen Funktion ziehen. Zudem kann man aufgrund der Struktur auch Werkzeuge „Fremd-Gebrauchen". Wenn man z.b. ein Bild aufhängen möchte, bzw. einen Nagel in die Wand schlagen möchte, aber keinen Hammer zur Verfügung hat, dann hat man dennoch eine Vorstellung davon, was man nutzen könnte um den Nagel doch noch in die Wand zu bekommen. Allerdings liefert nicht immer jedes Werkzeug, bzw. dessen Struktur eindeutige Hinweise auf dessen Funktion. Z.B. bei einer Fernbedienung. Hier wird vorwiegend nach dem Prinzip Versuch und Irrtum gehandelt.

Eine wichtige zusätzliche Tatsache im Umgang mit Werkzeugen ist das implizite Verständnis für physikalische Zusammenhänge. Das Ausprobieren, lebenslanges Erlernen und Üben sorgen dafür, dass wir die physikalischen Gesetzmäßigkeiten in unsere Handlungen einbeziehen, ohne diese explizit gelernt zu haben. Das beste Beispiel stellt die Schwerkraft dar.

Wenn wir die Pantomime mit dem realen Objektgebrauch vergleichen, dann fallen uns Unterschiede auf. Bei der Pantomime liegt der Schwerpunkt auf der möglichst verständlichen Übertragung des Objektgebrauchs. Hier kommt es mehr darauf an, dass man erkennt, worum es sich handelt. Während bei einem realen Objektgebrauch das Ergebnis im Vordergrund steht. Wenn man z.b. etwas aus einem Glas trinken will, dann ist es unerlässlich, dass das Greifen und das „Zum- Mund- führen" akkurat funktioniert, sonst landet das Wasser eher auf der Hose, als im Mund. Diese Problematik gibt es bei der Pantomime nicht. Auf der anderen Seite ist die Pantomime nicht auf die stetige Rückmeldung angewiesen. Wenn man aus einem realen Glas trinken möchte, muss man das motorische Muster an die aktuellen strukturellen Gegebenheiten angepassten werden. Ebenso wird darauf geachtet, dass der Druck auf das Glas adäquat ist, das der Winkel des Glases im Bezug zum Mund stimmt, …. Bei der Pantomime wird rein das motorische Programm abgespielt.

Kommen wir nun noch auf die Imitation von Bewegungen zurück und schließen damit dann diesen Abschnitt ab. Bei der Imitation von bekannten, bedeutungsvollen Gesten kann der Proband auf sein Gedächtnis zurückgreifen und die motorische Aktion dort heraus ableiten. Dann handelt es sich nicht mehr um eine richtige Imitation, sondern mehr um ein abrufen aus dem Gedächtnis. Bei der Imitation von unbekannten, bedeutungslosen Gesten kann der Proband auf sein Gedächtnis eben nicht mehr zurückgreifen. Dadurch wird eine richtige Imitation erzwungen. Bei der Imitation ist auch das Spiegelneuronensystem beteiligt.

13. Das Gefühl der Emotion

9. Hospitation

Also genau genommen, besteht diese Hospitation aus zwei Abschnitten. Wir haben da zum einen die emotionale Verarbeitung und zum anderen den Schlaf. Ich bevorzuge ja eher das zweite, da Schlafen etwas Schönes ist, aber ich werde bei Beiden Abschnitten zu Gange sein.

Reden wir zuerst einmal über die Emotion, bzw. die Affektivität. Was wären wir Menschen nur ohne unsere Affekte, ohne unsere Emotionen? Die emotionale Verarbeitung einer Situation findet in der Regel schon statt, bevor wir bewusst etwas davon mitbekommen (siehe auch „Ein Interview mit dem Gehirn").

Es gibt zwei Systeme, die mit der Emotion in Verbindung gebracht werden:
- Limbisches System
- Papez- Kreis

Der Begriff limbisches System stammt von der topographischen Lage zum Balken (Limbus = Saum). Das limbisches System, bzw. deren Bestandteile haben vielerlei Aufgaben. Mitunter gehören auch die affektive Bewertung und die emotionalen Reaktionen dazu.

Der Papez- Kreis geht auf den Herrn Papez zurück, der sich in den 1930er Jahren mit der Emotion und dessen aktuellen Theorien beschäftigte. Der Papez- Kreis besteht aus vier Teilen und es handelt sich um ein zirkulären Kreis.

Wissenschaftlich wurde belegt, dass zwischen den vier Bereichen eine enge Verbindung besteht, allerdings, ist es noch nicht vollständig wissenschaftlich bewiesen, in wieweit der Papez- Kreis Einfluss auf Emotion und Affektivität nimmt.

Neben den Aufgaben in Bezug auf Emotion und Affektivität, haben beide Systeme Einfluss auf das Lernen, bzw. das Gedächtnis.

Die Amygdala nimmt eine Sonderstellung ein. Ihre Schwerpunkte liegen auf den Bereichen Angst und Aggression. So werden z.b. Fluchtreaktionen in Gefahrensituationen durch Verbindungen der Amygdala mit anderen Zentren ausgelöst.

Eine wichtige Tatsache ist, dass Emotionen in engem Zusammenhang zum Motivationssystem stehen. Emotionen können sehr große Motivatoren sein (Denken wir nur mal an die Liebe und die vielen verrückten Dinge die wir aus Liebe für einen anderen Menschen tun).

So, dann kommen wir nun zum Schlaf. Wobei es hier weniger darum geht selbst zu schlafen, sondern einen Einblick zu bekommen, was während des Schlafens so vor sich geht. Genau genommen geht es um vier Fragen, die ich damals meinem Mentor im „Schlafzentrum" gestellt habe und deren Antworten.

Was misst das EEG?
Das Elektroenzephalogramm (EEG) misst die Aktivität von Neuronen, bzw. deren synaptische Aktivität. Damit man aber eine Aktivität messen kann, müssen mehrere Tausend Neurone synchron feuern.

Welche EEG- Rhythmen gibt es?
ά- Wellen: 8 – 12 Hz
   ☐ geschlossene Augen, wach (Alpha)
γ- Wellen: ca. 30 Hz
   ☐ hohe Aufmerksamkeit, anspruchsvolle Aufgabe (Gamma)
β- Wellen: 13 – 30 Hz
   ☐ aktiven, „normalen" Cortex (Beta)
θ- Wellen: 4 – 7 Hz
   ☐ versch. Schlafstadien (Theta)
δ- Wellen: < als 4 Hz
   ☐ Tiefschlafphase (Delta)

Das Aktivitätsniveau der Cortexneuronen ist relativ hoch, aber weniger synchronisiert, wenn der Cortex aktiv Informationen verarbeitet.

Wie entstehen synchrone Rhythmen?

Es gibt im Prinzip zwei Methoden wie die Synchronisation entsteht. Zum einen gibt es die Möglichkeit eines „Dirigenten" und zum anderen gibt es die Möglichkeit, dass die Erzeugung untereinander aufgeteilt wird. Wichtig hierfür sind auch wieder die Verschaltungen aus erregenden und hemmenden Neuronen. Im Gehirn wird meist eine Mischung aus beiden Möglichkeiten erreicht. Eine Möglichkeit für einen Schrittmacher kann z.b. der Thalamus (Knochenkotzer) bieten.

Was ist der Unterschied zwischen REM und Non- REM?

Allgemein tritt mehr Non- Rem- Schlaf auf wie REM- Schlaf. Die Hälfte des nächtlichen REM- Schlafes findet im letzten Drittel der Nacht statt. In der Regel liegen mind. 30 min Non- REM- Schlaf zwischen den REM- Schlaf- Perioden. Im REM- Schlaf lernen wir und hier träumen wir auch. Im Non- REM- Schlaf haben wir in der Regel keine Träume und der Körper kann sich erholen. Schlafwandeln und Nachtangst tritt wenn überhaupt nur im Non- REM- Schlaf auf.

Der Non- Rem- Schlaf kann in vier Substadien unterteilt werden. In jeder Non- Rem- Phase werden alle vier Stadien durchlaufen. Darauf folgt eine REM- Phase und darauf wiederum die vier Non- Rem- Phasen. Der Zyklus wiederholt sich ca. alle 90 min. Nach dem Einschlafen befindet man sich zuerst in dem ersten Stadium des Non- Rem- Schlafes.

Also ich finde, dass ich mir jetzt nach getaner Arbeit auch ein Schläfchen verdient habe, oder was meinen Sie? Naja, bis Sie dies hier gelesen haben und mir darauf eine Antwort geben könnten, habe ich mich bereits ausgeschlafen…

14. Frontaler Zusammenprall mit zentraler Kontrolle

10. Hospitation

Ich habe jetzt schon eine ganze Menge gelernt. Aber dennoch ist meine Reise, mein Praktikum noch nicht zu Ende. Ich habe mich jetzt aber schon weit nach vorne gekämpft und bin nun in „höheren" Bereichen angelangt.

Im Folgenden werden wir uns mit zwei Bereichen beschäftigen. Zum einen werden wir uns mit den Frontalhirnfunktionen beschäftigen und zum anderen geht es um die Lateralität.

Jetzt stellt sich zuerst einmal die Frage, was Frontalhirnfunktionen überhaupt sind. Nun das Frontalhirn kann man in zwei Bereiche einteilen. Der vordere Teil (in Richtung Stirn), der präfrontale Cortex, beinhaltet z.b. Teile der Persönlichkeit und das Gewissen. Genauer werden wir uns noch später mit den Funktionen befassen. Der hintere Teil des Frontalhirns beinhaltet vorwiegend die motorischen Areale. Beide Teile pflegen eine Vielzahl an Verbindungen, auch zu subkortikalen Strukturen, wie z.b. dem Thalamus (Knochenkotzer).

Beschäftigen wir uns nun genauer mit den Frontalhirnfunktionen. Eine der wichtigsten Funktionen, stellt die zentrale Kontrolle (siehe Goldenberg) dar. Andere Autoren wie z.B. Miller und Cohen (2001) schlugen ein anderes Modell vor, das aber letztendlich auf dasselbe hinausläuft. Sie sprechen davon, dass das Frontalhirn so genannte „Bias"- Signale produziert. Dies sind modulierende Signale, die Einfluss auf untergeordnete Verhaltensprozesse nimmt und somit gewünschte Verhaltensmuster verstärkt, ungewünschte abschwächt.

Die zentrale Kontrolle meint eine Kontrollinstanz die ebenfalls Einfluss nimmt auf die Entscheidung von Verhaltensmuster. Nehmen wir mal an, es gäbe drei Verhaltensmuster. Auf das Verhaltensmuster A folgt in der Regel Verhaltensmuster B. Wenn nun die zentrale Kontrolle Einfluss nimmt, kommt es dazu, dass auf Verhaltensmuster A z.B. nicht B sondern C folgt. Wenn ich z.B. zu Hause putze und nebenher der Fernseher läuft, dann kann es sein, dass ich mich von dem Fernseher ablenken lasse und aufhöre zu Putzen. Hier könnte die zentrale Kontrolle modulierend eingreifen und das Verhaltensmuster verstärken, wodurch ich wieder zum Putzen gelange.

Hier nochmal anders formuliert: Tim Shallice schlug ein Modell zur zentralen Kontrolle vor. Laut diesem Modell aktivieren Wahrnehmungen aus der Umwelt Aktionsschemata, die sich dann untereinander hemmen. Wenn also ein Schema aktiviert wird, hemmt dieses automatisch die anderen. Die zentrale Kontrolle kann dann mit seinem Veto- Recht darauf Einfluss nehmen und ein anderes Schema bevorzugen. Die zentrale Kontrolle kann aber selbst keine Aktionen steuern. Es kann nur in den Prozess der Aktionsauswahl eingreifen, indem es die Aufmerksamkeit in eine gewollte Richtung umlenkt.

Ob wir nun von zentraler Kontrolle, von „Bias"- Signalen, oder ähnliches reden, werden wir immer auf eine ähnliche Form der Funktionsweise zurückkommen. Um diese Funktionsweise, der modulatorischen Regulation verschiedener Verhaltensweisen, ausführen zu können, benötigt der präfrontale Cortex einen vielseitigen Informationseingang. Nur wenn dieser über alle Informationen informiert ist, kann dieser eine adäquate Entscheidung treffen.

Der präfrontale Cortex hat auf jedenfall eine vielseitige Verbindung bei der Informationen hin und hergeschickt werden. Dies ist für dessen Funktionsfähigkeit unerlässlich.

Übersicht über mögliche Funktionen (nicht alle sind erwiesen, bzw. es herrscht nicht immer Einigkeit über alle der folgenden Aufgaben) des präfrontalen Cortex:

- Ethik, Moral, Gewissen
- Beteiligung an der Aufmerksamkeitskontrolle
- Handlungsplanung, Problemlösung
- Enkodierung und Abrufprozesse des Langzeit-
  gedächtnisses
- Arbeitsgedächtnis
- Persönlichkeit

- Beteiligung an Emotion, Motivation
- Erkennung und Evaluation (= Bewertung) neuartiger Reize

Kommen wir nun zur Lateralität. Das Gehirn kann man in zwei Hemisphären, zwei Hirnhälften unterscheiden. So wie auch beim gesamten Körper, findet man eine Asymmetrie zwischen den Körper-, bzw. Hirnhälften. Die einzelnen asymmetrischen Unterschiede zwischen den Hirnhälften sollen hier nicht einzeln erwähnt werden.

Es gibt Funktionen, Aufgaben, die ihre Dominanz auf einer Hirnhälfte haben. Jedoch ist die Zusammenarbeit der Hirnhälften in der Regel wichtig. Die Verbindung zwischen den Hirnhälften stellt vorwiegend der Balken. Jedoch ist nur ein kleiner prozentualer Anteil (ca. 1-3 %) aller Neurone über Faserbahnen mit der anderen Hirnhälfte verbunden. Vorwiegend sind es die höheren Areale die eine Verbindung aufweisen.

Wie stark letztendlich die Verbindung zwischen den Hirnhälften ist, ist von Mensch zu Mensch unterschiedlich. Es gibt Menschen, bei denen herrscht eine klare Dominanz einer Hirnhälfte vor, hier ist die Verbindung nicht so stark ausgeprägt. Daneben gibt es Menschen, die eine weniger stark dominante Hirnhälfte haben, hier ist die Verbindung zwischen den Hirnhälften stärker ausgeprägt.

So, dann wäre auch diese Hospitation erfolgreich abgeschlossen und ich kann mich voller Elan auf die kommende Hospitation vorbereiten.

15. Das intelligente, bewusste Sein

11. Hospitation

Es kommen nun nicht mehr viele Hospitationen und ich komme so zu sagen in die „heiße Phase". Nach dieser Hospitation kommt noch eine weitere und dann ist mein Praktikum abgeschlossen – Juhu!

Heute werden wir uns mit dem Bewusstsein und der Intelligenz beschäftigen. Zwei große Themen, die hier allerdings nur in begrenztem Maße beschrieben werden können.

Beginnen wir mit der Intelligenz. Wenn wir von Intelligenz sprechen, sollten wir erst einmal definieren, was Intelligenz überhaupt meint. Doch hier kommen wir an ein Definitionsproblem, denn es gibt zwar Ansätze die eine Definition versuchen, allerdings eine komplett einheitliche Definition gibt es noch nicht. Zudem sind sich die Fachleute über eine einheitliche Definition uneins.

„Intelligenz ist die Fähigkeit, aus Erfahrungen Nutzen zu ziehen und das Gegebene in Richtung auf das Mögliche zu überschreiben."
(Psychologie, Zimbardo, Springer Verlag, 1995, S. 528)

Inzwischen unterscheidet man eher verschiedene Formen der Intelligenz und definiert diese genauer.

Es gibt eine Menge an unterschiedlichen Theorien und Ansätzen, die die Intelligenz definieren und erklären wollen. Viele Theorien benutzen zwei Kernbereiche:

- verbale Fähigkeiten
- Problemlösefähigkeit

Jeff Hawkins stellt eine mögliche Theorie zur Grundlage der Intelligenz auf. Er sieht die Grundlage der Intelligenz in der Fähigkeit Voraussagen zu machen. Doch ist diese Definition so einfach?

Wenn manche Menschen fragen würde, was Intelligenz ist, dann würden bestimmt einige den Bezug zum Allgemeinwissen ziehen. Jedoch ist das Allgemeinwissen, also das Wissen das im Semantischen Gedächtnis gespeichert ist, nur indirekt mit der Intelligenz verbunden.

Was einem auf jedenfall klar sein sollte ist, dass die Intelligenz auch kein stabiles Konstrukt ist und vielen Einflussfaktoren ausgeliefert ist (z.b. wird ein IQ- Test unterschiedlich ausfallen, je nachdem wie aufmerksam man ist, oder wie gut man diesen Test schon geübt hat). Zudem sagt ein IQ nur bedingt etwas über die Fähigkeiten eines Menschen aus und sollten nicht überbewertet werden.

Es gibt inzwischen auch einige Autoren, die ferner zwischen unterschiedlichen Intelligenzformen unterscheiden, z.b. nennen diese noch die emotionale Intelligenz.

Wenden wir uns nun dem Bewusstsein zu. Bewusstsein ist die Fähigkeit sich seiner selbst bewusst zu sein. Zum Bewusstsein zählt man zudem die Wachheitsgrade, die subpersonalen Eigenschaften (z.B. Emotionen, Gedanken,…) und die personalen Eigenschaften (z.B. Einstellungen, Wertvorstellungen,…). Zudem laufen Bewusstsein und die Aufmerksamkeit Hand in Hand. Wenn wir etwas bewusst wahrnehmen möchten, dann benötigen wir die Aufmerksamkeit.

Bewusstsein und Denken sind zwei wesentlichen Fähigkeiten des Menschen, die diesen u.a. von Tieren abheben. Unsere Gedanken sind nichts anderes wie selektiert, aktivierte Repräsentationen/ Muster von gespeicherten Informationen, bzw. deren aktuelle bewusste Verarbeitung. Die Gedanken werden von vielerlei gelenkt, bzw. beeinflusst. z.B. von unbewussten Reizen, Hormonen, … . Die Ebene auf der die Gedanken in unserem Kopf „lebendig" werden kann man als eine Art neuronales Interface bezeichnen. Dies stellt eine Art virtuelle, neuronale Plattform dar, auf der wir mit Gedanken und unseren kognitiven Fähigkeiten hantieren können.

Ein wichtiges System im Bezug zum Bewusstsein stellt das ERTAS („extended reticulo- thalamic activating system") dar. Dieses System besteht aus zwei Teilen:

1. Dem ARAS im Hirnstamm und
2. den unspezifischen Kernen des Thalamus.

Es ist entscheidend beteiligt an der Regulation des Wachheitsgrades, des Schlaf- Wach- Rhythmus, der selektiven Aufmerksamkeit sowie möglicherweise höheren kognitiven Funktionen. Manche Autoren, bzw. manche Forscher schlagen vor, das ERTAS als zentrales Bewusstseinssystem zu sehen.

Wenn man sich mit dem Bewusstsein, oder der Aufmerksamkeit beschäftigt, dann trifft man immer wieder auf die Thematik der Synchronisation der Neuronenaktivität. Allgemein bekommt diese Thematik oft zu wenig Bedeutung. Ich möchte hier nochmal das Beispiel mit dem Raum voller Menschen unterschiedlicher Herkunft und Sprache nennen. So könnte man sich das Ganze auch in unserem Gehirn vorstellen. Nur die Bereiche die synchron arbeiten, „verstehen" auch einander.

Das Bewusstsein ist ein unglaublich komplexes Thema. Einige Forscher gehen davon aus, niemals hinter die kompletten Facetten des Bewusstseins zu kommen. Damasio ist einer der Forscher der sich sehr intensiv mit dem Bewusstsein (und den Emotionen) befasst hat. Er unterscheidet zwei Formen von Bewusstsein:

☐ das Kernbewusstsein. auch „Proto- Selbst" genannt
☐ das erweiterte Bewusstsein auch „autobiographisches Bewusstsein" genannt

Das Kernbewusstsein stellt die Basis des Bewusstseins dar. Es geht im Prinzip darum, das die Repräsentation eines Objektes zur selben Zeit aktiv ist, wie die Repräsentation des eigenen Organismus. Nur dadurch entsteht keine Dissoziation und es kommt zu einem rudimentären Selbstgefühl. Das erweiterte Bewusstsein hingegen, entsteht durch Erinnerungen. Hierbei werden Erinnerungen an ein Objekt aktiviert, die zur gleichen Zeit mit der Repräsentation des eigenen Organismus aktiv war und somit des Kernbewusstseins.

Die Thematik von Bewusstsein und Unbewusstsein ist Teil der Psychologie und wird deshalb hier keine Erwähnung finden.

16. Plastik oder Plastizität?

12. Hospitation

So, nun ist es endlich soweit. Meine letzte Hospitation und somit meine letzten Tage in meinem Praktikum. Was wird zum Schluss noch auf mich zukommen? Das wollen wir jetzt in Erfahrung bringen...

Plastizität ist die Fähigkeit des Gehirns sich an die aktuelle Situation anzupassen. Dies kann durch einen Lernprozess, oder aber auch durch eine Schädigung sein. Unser Gehirn ist stets im Wandel und im Umbau. Was nicht mehr gebraucht wird, wird aktiv zerstört, was viel genutzt wird, wird verstärkt.

Lernen wir zum Beispiel ein neues Instrument, dann werden die motorischen Areale, die hierfür benötigt werden, vergrößert. Kommt es allerdings zu einer Schädigung des Gehirns, dann fängt es an umzubauen. Je nachdem wie stark das Gehirn geschädigt wurde, dementsprechend stark werden auch die Umbauarbeiten. Aber eines ist auf jedenfall klar: Das Gehirn macht immer etwas und versucht sich auch immer selbst zu reparieren. Wir als Therapeuten haben nicht die Aufgabe diese Aufgabe zu übernehmen, sondern unsere Aufgabe ist es, dem Gehirn einen Weg zu weisen und somit zu helfen, sich in die richtige Richtung zu regenerieren (soweit das möglich ist).

Die Plastizität ist der „beste Freund des Menschen". Ohne die Plastizität könnten wir nicht lernen, könnten uns von Schädigungen nicht erholen, wären immer dieselben,... Die Plastizität ist kurz gesagt für uns essentiell.

Die Plastizität nimmt leicht im Laufe des Lebens ab, hört aber nie auf. Heutzutage wird viel von Gehirnjogging und Co geredet, doch was ist das eigentlich und findet dabei ein neuroplastischer Vorgang statt? Nur bedingt. Erst mal allgemein gesagt: Bekannte Aufgaben, die bereits erlernt wurden, werden bei jeder Wiederholung lediglich vertieft und gefestigt. Ein richtiger Umbau findet hierbei aber nicht statt. Wenn man im Alter nichts neues mehr lernt, dann wird das Gehirn immer etwas „träger", da es nicht mehr richtig gefordert wird. Neues, bzw. neue Herausforderung sorgen für starke Umbauarbeiten, die das Gehirn wirklich „fit" halten. Wenn man es dann sehr genau nimmt, müsste man, sobald man eine neue Fähigkeit erlernt und gefestigt hat, schon wieder auf die Jagd nach etwas Neuem gehen. Die Plastizität findet auf unterschiedlichen Ebenen statt. Angefangen auf der neuronalen Ebene. Dies kann z.b. schon bei einem einfachen Ausfall von einem einzelnen Neuron sein. Die Plastizität findet aber auch auf der Arealebene statt.

Die Plastizität kann aber auch bedingt negative Folgen haben. Nehmen wir einmal an, dass ein Bereich ausfällt. Das sorgt dafür, dass z.b. ein anderer Bereich dessen Aufgaben mit übernehmen wird. Der andere Bereich hat aber auch noch seine eigenen Aufgaben. Zum Beispiel könnte daraus die Folge sein, dass beide Funktionen erhalten bleiben, dafür allerdings jeweils die Qualität beider Fähigkeiten etwas schwindet. So kann z.b. auch eine Verlagerung einer Schädigung entstehen. Wenn z.b. nach einen Schädigung ein Bereich ausfällt, dann nimmt man an, dass auch dieser komplett ausfällt. Nun kann es aber durch diesen Regenerationsprozess sein, dass ein anderes Areal dessen Arbeit mitnimmt und dafür auf Kosten der eigenen Funktion nun beide Aufgaben macht. Dadurch sinkt die Fähigkeit und Qualität einer Aufgabe, die primär gar nicht geschädigt wurde.

Die Plastizität ist die Grundlage für jede Form der (neurologischen) Rehabilitation. Ohne diese Grundlage wäre die Arbeit von Therapeuten hinfällig und die Schädigungen von Patienten dauerhaft.

17. Das Ende der Zeit

Heute ist es endlich soweit. Mein Praktikum endet und ich habe es geschafft. Ich habe eine Menge gesehen und eine Menge gelernt. Aber es war auch gar nicht so einfach und manchmal musste ich Dinge machen, die jetzt nicht gerade zu meinen Lieblingsaufgaben zählen, aber naja...

Ich bin immer noch völlig fasziniert vom Gehirn und seinen Fähigkeiten. Da ist es wohl auch verständlich, dass ich mich in meinen Erzählungen, vorwiegend auch darauf konzentriert habe.

Letztendlich bin ich froh, dass ich das Praktikum gemacht habe. Alles hat seine positiven und seine negativen Seiten. So auch mit meinen Kollegen. Jetzt wo ich ein wenig Abstand habe, muss ich sagen, dass vieles sehr hilfreich war und ich meinen Kollegen auch einiges zu verdanken habe. Deshalb bitte ich Sie die Zeilen immer mit einem Schmunzeln auf den Lippen zu sehen und nicht alles allzu ernst zu nehmen.

Ich bin, wie ich bin – einfach nur der Peter. Genau diese Individualität macht uns zu einer Rarität mit einer sehr begrenzten Auflage.

Darum seit geehrt, diese Zeilen lesen zu dürfen. Seit froh über das was ihr habt und rennt nicht dem hinterher, was ihr nicht habt. Sonst seid ihr ein rastloser Reisender, getrieben von Unzufriedenheit mit dem Hier und Jetzt.

C. Das Tagebuch eines Embryos

1. Von Vollkorn und Luftballonen zur Gehirnreifung

„**L**iebes Tagebuch, heute ist ein ganz besonderer Tag. Ich bin total aufgeregt und mein Herz würde jetzt stark schlagen. Doch bis jetzt habe ich ja noch kein Herz und deshalb muss ich mir das halt vorstellen. Halt mal, ich habe ja auch noch kein Gehirn. Naja, dann musst du dir das auch vorstellen, mein liebes Tagebuch. Jedenfalls werde ich heute 18 Tage alt und mit diesem Tag beginnt das Wachstum von meinem Nervensystem. Ich glaube ich bin der erste Embryo, der sich seiner selbst und seiner Entwicklung bewusst ist. Eigentlich kann ich auch noch gar nicht schreiben, ich habe ja auch kein Arm, aber was soll es, ich bin halt ein Embryo mit besonderen Fähigkeiten. Zurzeit bin ich noch nicht mal so besonders groß und eigentlich bestehe ich gerade einmal aus drei Schichten. Also so eine Art embryonales Sandwich. So entstehen aus dem Belag dieses Sandwiches später einmal meine inneren Organe. Aus der Schicht zwischen Belag und Brötchen, werden dann meine Knochen und Muskeln. Und aus dem Vollkornbrötchen, werden dann mein Nervensystem und meine Haut. Na, was meinst du? Habe ich das nicht schön erklärt? Ich meine, auch als Embryo muss man sich um eine gesunde Ernährung bemühen, da hilft einfach nichts. Gut dann weiter in meiner Erzählung. Das Vollkornbrötchen bildet also die Grundlage. Dieses wird dann stückchenweise zu einer Art Sushi- Rolle zusammengerollt und bildet somit eine Art Vollkornrohr. Aus diesem Vollkornrohr entwickelt sich dann alles Weitere. Also ich muss ja schon sagen, das Gerede von dem vielen Essen, macht mich schon ganz hungrig und ich glaube ich werde mir jetzt erst einmal schön Döner essen gehen. Also dann bis später mein liebes Tagebuch."

Hätten Sie gedacht, dass die Entwicklung des Gehirns schon etwa mit dem 18 Tag nach der Befruchtung beginnt? Mit diesem Tag wird der Grundstein für die Entwicklung des gesamten Nervensystems gelegt. Der Beginn ist eigentlich nicht so spektakulär. Im Prinzip beginnt alles mit einer Platte. Diese Platte bildet in der Mitte eine Furche und die Seiten der

Platte wachsen nach oben und vereinigen sich dann zu einem Rohr über der Furche und bilden somit das Neuralrohr. Aus diesem entwickeln sich dann alle weiteren Teile des Nervensystems. Die Bildung des Neuralrohrs findet dann innerhalb von 4-5 Tagen statt. Eine beachtliche Geschwindigkeit.

„Liebes Tagebuch, Döner war gut. Es ist doch immer wieder ein Genuss. Aber eigentlich werde ich ja immer noch über meine Mutter versorgt. Naja, so muss sie heute Abend schon nichts kochen. Auch nicht schlecht, oder? Gut, wo war ich stehen geblieben? Ach ja, bei meiner Entwicklung. Manch einer frägt sich bestimmt, warum ich überhaupt das Ganze hier aufschreibe. Nun liebes Tagebuch, ich möchte einfach einmal etwas für meine Nachwelt hinterlassen. Die sollen ruhig einmal etwas von mir und meiner Entwicklung mitbekommen und dem ganzen Stress dem ich ausgesetzt bin. Ständig muss ich mich verändern und ständig wachsen mir an allen Ecken und Enden irgendwelche Körperteile. Das ist alles andere als angenehm. Überlegen sie sich mal wie das wäre, wenn ihnen irgendwas Neues wachsen würde, wovon sie noch nicht einmal wissen, was man damit eigentlich macht. Zudem ist hier auch alles Dunkel und meine Möglichkeiten eine Gebrauchsanweisung zu lesen ist somit sehr eingeschränkt. Naja, egal. So jetzt aber weiter im Text. Hirnbläschen. Ich habe drei davon im Angebot. Ein oberes, ein mittleres und ein unteres. Alle drei Bläschen entstehen am oberen Ende des Vollkornrohres. Aus diesen drei Bläschen wird sich dann mein Gehirn entwickeln. Endlich, das wird ja auch mal Zeit. Ich meine, ich muss die ganze Zeit ohne ein Gehirn auskommen und bekomme trotzdem noch die große Leistung hin, hier alles zu beschreiben. Was machen dann die Menschen, die eines besitzen und doch nicht benutzen? Ich bin halt schon ein ganz besonderes Embryo. So, dann werde ich mich jetzt erst mal ein wenig hinlegen und dann werde ich dir weiter erzählen. Gute Nacht liebes Tagebuch."

Was für ein Embryo – mit so einem Ego ausgestattet und trotzdem so ein kleines „Häufchen". Waren wir eigentlich auch so, als wir so alt und groß waren?

„Guten Morgen liebes Tagebuch. Ich habe gut und ausgiebig geschlafen und bin jetzt wieder fit, dir weiter von mir zu erzählen. Nun wo waren wir gestern Abend noch gleich? Ach ja, bei den Hirnbläschen.

Wahrscheinlich wäre es dir lieber, wenn ich versuchen würde, das Ganze etwas bildlicher zu erklären, als so viele Fachtermini zu verwenden. Also dann stell dir mal vor, du hättest drei von diesen langen Luftballons, die man so gut formen kann. Jedes von den drei wird in eine bestimmte Form gebracht. Der oberste Luftballon, das oberste Hirnbläschen, bildet die Grundlage für Groß- und Zwischenhirn, sowie für die Augen. Durch die Verknotung des Luftballons entstehen verschieden Schichten und Hohlräume. Die Hohlräume stellen die Liquorräume dar. Wenn man die mal mit Wasser füllt, kann man auch gleich den Liquor darstellen. Aus den Schichten entwickeln sich dann das Großhirn und das Zwischenhirn weiter in die einzelnen Bestandteile. Der mittlere Luftballon muss nicht besonders gefaltet werden. Das meiste passiert im Inneren. Und der untere Luftballon entwickelt sich weiter zum Kleinhirn, zur Medulla und zur Pons. Man, was ich alles weiß! Also nochmals alles in Kurzfassung. Am Anfang steht das Neuralrohr. Daraus entstehen die Hirnbläschen und daraus wiederum differenzieren sich dann die Hirnanteile heraus. Oder mal in meinen Beispielen ausgedrückt. Am Anfang steht das Vollkornrohr. Aus diesem entstehen die Luftballons und daraus wiederum werden verschieden Formen gefaltet. Klingt doch vollkommen logisch, oder? Also liebes Tagebuch, jetzt muss ich weiter. Alles weiter folgt dann morgen oder später."

2. Das Wunder der Geburt

„Liebes Tagebuch, was soll ich sagen, das Leben als Embryo ist doch etwas eintönig. Ich will mich ja nicht beschweren, aber der Platz wird ja dann doch jeden Tag ein bisschen weniger und viel Möglichkeiten hat man ja nicht unbedingt. Meistens bin ich so isoliert, dass ich mich mit anderen überhaupt nicht austauschen kann. Gut, ich meine es würde auch nur nonverbal gehen, da Mund und Stimmbäder noch nicht so ganz funktionsfähig sind. Naja, so mach ich mich dann halt mal nonverbal bemerkbar. Was meinst du? Wie es wohl wäre als Zwillinge? Einerseits wäre das bestimmt interessant. Endlich ein Wesen, das meiner würdig wäre und mit mir über wirklich wichtige Themen diskutieren könnte. Da wären z.b. die Weltvorstellungen verschiedener Religionen, die Auswirkungen von Inflation und Finanzkrise auf die deutschen Bürger und natürlich die aktuellen Fußballergebnisse. Ich wollte schon immer Fußballer werden. Meine Schusstechnik werde ich ab dem Zeitpunkt verbessern, ab dem ich so was wie Beine und ,Füße besitze, bzw. die sich bei mir gebildet haben. Aber kommen wir doch mal zum eigentlichen Thema zurück. Dich interessiert doch bestimmt, wie meine Neurone gebildet werden. Wie? Du fragst dich woher ich das weiß? Weißt du, liebes Tagebuch, ich sehe mich als ein sehr empathischer Embryo, der sich viel mit den Wünschen und Träumen von anderen auseinandersetzt. Ich bin keines von den Embryos, die sehr egoistisch veranlagt sind. So wusste ich auch was du dir wünschst. Ich meine - Tagebücher haben auch ihre Gefühle, oder?

Ok, jetzt aber zur Bildung der Neurone. Wie soll ich dir das am besten erklären? Stell dir mal ein Beet vor. Stell dir vor du würdest gerne ein paar Tomaten anpflanzen. Jetzt hättest du im Gemüse- und Obstbepflanzungsfachhandel, eine spezielle Düngererde gefunden. Diese Düngererde wird als eine komplette Schicht unterhalb von der "normalen" Erde angelegt. In diese Düngererde werden dann die Samen gelegt. Diese Düngererde sorgt dafür, dass die Samen aufquellen und sich teilen. Manche von diesen Samen wandern dann nach oben in die normale Erde und manche Samen bleiben noch unten und quellen, bzw. teilen sich weiter. Diese Quell- und Teilungs- Phasc ist die erste wichtige Phase in der Entstehung. Nach einiger Zeit wachsen aus den Samen der ersten

Schicht, das erste "Grüne" heraus und wird immer größer. Bei den Tomaten ist es durchaus hilfreich Führungsstangen in die Erde zu stecken, an denen die Tomatenstauten hoch wachsen können. Diese Führungsstangen kann man später wieder entfernen, wenn die Staute etwas mehr Stabilität gewonnen hat. Natürlich ist das nicht die normale Entwicklung einer Tomate, aber für meine Metapher ist es so hilfreicher. Aber jetzt mal den Bezug zum Substrat Hirn und mir als Embryo. Die Entwicklung der Neurone beginnt in den Wänden der Ventrikel. Diese bestehen aus zwei Schichten. Diese zwei Schichten wollte ich durch die zwei Erdschichten "Metaphern" darstellen. Oh, ein Neologismus - erst ein Embryo und schon Wortneuschöpfungen - Wahnsinn. Also in der einen Schicht des Ventrikels findet eine ständige Neuteilung der Zellen statt. Manche davon wandern nach oben in die zweite Schicht, die anderen bleiben unten und teilen sich weiter. Die, die nach oben wandern, wandern durch Hilfestellung der "Führungsstangen an ihren entsprechenden Platz. Den entsprechenden Platz nehmen sie in den Schichten II- VI der Hirnrinde ein. Die Entstehungsphase der Mehrzahl an Neuronen des Cortex liegt zwischen der 5 Woche und dem 5 Monat nach der Befruchtung. Teilweise werden in Spitzenzeiten, ca. 250.000 Neurone pro Minute gebildet. Das soll mir erst einmal jemand nachmachen. Nachdem die Neurone nun an ihrem entsprechenden Platz sind, müssen sie sich noch weiter spezialisieren, denn bisher sind sie alle noch so was wie Rohlinge. Diese Spezialisierung beginnt mit der Aussprossung von Neuriten, also von Axon und Dendriten. Jetzt stellst du dir bestimmt die Frage, wie die Axone und Dendriten ihren Weg in dem ganzen Wirr-Warr finden, oder? Nicht? Naja, ich sag es dir trotzdem. Es geht durch diffundierende Moleküle. Es ist bekannt, dass im Gehirn die Kommunikation über die Nervenfortsätze funktioniert. Aber es gibt noch die Kommunikation über diese diffundierenden Moleküle. Dies ist eine wichtige Kommunikationsmöglichkeit. Die Moleküle sind eine Art Richtungsweiser und sorgen dafür, dass die Verkabelung auch richtig klappt. So ähnlich wie die drei Könige durch einen Stern den Weg gewiesen bekommen haben. So jetzt hab ich dir aber ganz schön viel erklärt. Jetzt möchte ich mich erst einmal schlafen legen. Also dann bis morgen."

3. Das Neuron und sein Haustier

„**L**iebes Tagebuch, heute ist es endlich soweit. Ich bekomme mein erstes Haustier. Rate mal was ich bekomme – Was meinst du? Ein Huhn? Wieso ein Huhn? Weil ich jeden Morgen vor dem Spiegel hin- und her stolziere wie ein Huhn? Also für ein Tagebuch bist du ganz schön frech mein Lieber! Nein, ich habe mir einen Rochen zugelegt. Du fragst dich bestimmt warum einen Rochen, aber überleg mal. Ich brauche ein Tier, das unter Wasser leben kann, sonst wird das nichts mit der artgerechten Haltung. Das geht sonst relativ schnell mit den Tierschützern. Die stehen mir sonst sofort auf der Matte, wenn ich z.B. einen Hund haben wollte. Jetzt habe ich endlich meinen lieben Rochen. Die Frage ist nur wie ich ihn nur nennen soll. Was meinst du? Rochi? Nee, des klingt so einfallslos. Wie wäre es mit Bello? Ja, ich nenne meine Rochen Bello. Ich finde den Namen schön und glaube der passt auch zu meinem Tier. Wie, du meinst Bello passt nicht? Du meinst er wäre kein Hund. Naja, da hast du vielleicht sogar Recht. Gut dann nenne ich ihn jetzt eben Hansi. So heißt kein Hund. Also dann ist es beschlossen, ich nenne meinen Rochen Hansi. Ich glaube ich bin auch der erste Embryo der einen Rochen hat. Jetzt habe ich wenigstens jemanden zum Spielen. Es wird sonst hier ganz schön langweilig. Zum Glück weiß ich davon in einigen Jahren nichts mehr. Aber kommen wir zum eigentlichen Thema zurück. Wir waren beim Neuritenwachstum und deren Wegfindung. Die Art und Weise der Kommunikation habe ich bereits, anhand der drei Könige erwähnt. Jetzt geht es noch darum, wie das Axon an sich wächst und wie es dann letztendlich einen Kontakt mit den Synapsen eingeht. Nun, da ich jetzt stolzer Besitzer eines Hansis - Verzeihung eines Rochens bin, nehmen wir ihn doch gleich mal als Metapher. Hast du schon mal einen Rochen gesehen, wenn er sich fortbewegt hat? Also ich muss schon sagen, du kommst nicht weit herum. Jedenfalls er unduliert. Was ich mit Undulieren meine? Undulieren ist die wellenförmige Fortbewegung, wie es z.B. der Rochen macht. Die Spitze eines Axons nennt man Wachstumskegel. Dieser Wachstumskegel hat Ähnlichkeit mit einem Rochen und seiner undulierenden Fortbewegung. Durch diese Form der Fortbewegung arbeitet sich der Wachstumskegel zu seinem Ziel fort und geht dort mit Hilfe von anderen Faktoren (z.B.

Proteinen) eine Verbindung ein. Liebes Tagebuch, es tut mir Leid, aber ich muss hier erst mal aufhören. Mein Rochen unduliert schon wieder so stark. Ich glaube er möchte Gassi gehen. Also die Pflicht ruft. Ich schreibe und erkläre dir dann später weiter."

4. Das Gehirn macht seinen Frühjahresputz

„Liebes Tagebuch, ich kann dir eins sagen: Schaffe dir nie einen Rochen an. Die machen eine Unordnung! Ich war den ganzen Morgen damit beschäftigt hinter meinem Rochen herzuräumen und langsam reicht es einfach. So schön es auch ist mit einem Rochen zu spielen. Die Arbeit die so ein Rochen macht ist unglaublich. Naja, einen Vorteil hat das Ganze aber auch. Ich muss in meinem heranwachsenden Gehirn eh mal wieder aufräumen. Du musst dir das so vorstellen – es wird mehr produziert und gebaut, als man eigentlich wirklich braucht. Im Laufe der Entwicklung werden dann gezielt Neurone und Synapsen wieder zerstört. Ein Gleichgewicht zwischen Aufbau und einem gezielten Abbau ist wichtig für die Gehirnreifung. Im Prinzip: „Alles was keine Miete zahlt muss raus!". Dieser Auf- und Abbau sorgt für eine gute Gehirnreifung. Manch einen mag dies vielleicht überraschen, aber dennoch ist es so. Jetzt nachdem mein Rochen so viel Unordnung gemacht hat, kann ich auch gleich weiter aufräumen. Ich glaube ich muss meinen Rochen besser erziehen. Aber überleg mal, woher soll ich wissen wie eine Erziehung funktioniert? Ich selber hatte ja auch noch keine. Für einen Embryo bin ich schon ganz schön klug, aber dann doch nicht so klug. Da fällt mir gerade ein, eigentlich bin ich doch gar kein Embryo mehr, oder? Weißt du das, liebes Tagebuch? Das ist lieb von dir, dass du mal bei deinem Verwandten dem Pschyrembel nachfragst. Und was meint er? „Embryo wäre die Bezeichnung für die Frucht in der Gebärmutter während der Zeit der Organentwicklung (Organogenese), also der ersten zwei Schwangerschaftsmonate". Jetzt stellt sich noch die Frage wie alt ich eigentlich bin. Aber weißt du was, das ist mir alles zu kompliziert. Ich räume jetzt erst mal auf, dann hol ich mir einen Tee und schaue ein bisschen Fernsehen."

5. Anpassung an Hansi

„L iebes Tagebuch, so jetzt habe ich mich wieder ein bisschen entspannt und kann dir weiter erzählen. Ich muss nur etwas leiser schreiben, denn mein Rochen macht gerade seinen Schönheitsschlaf. Du hast mich mal gefragt was es mit der Plastizität und der Neuordnung von Synapsen zu tun hat. Nun das kann ich dir erklären. Also erst einmal allgemein. Plastizität meint, eine Anpassung an die aktuellen Gegebenheiten. Nehmen wir uns hierfür nochmal ein schönes Beispiel zu Hilfe. Stellen wir uns eine Vermittlung vor und zwar eine aus den 60er Jahren. Hier saßen viele Damen die Anrufe entgegennahmen und dann einige Kabel umsteckten, wodurch die Telefonate so umgeleitet wurden, dass die gewünschten Gesprächspartner miteinander sprechen konnten. Die Aufgabe der Damen in der Vermittlung lag vorwiegend in der richtigen Verkabelung. So ähnlich ist es auch im Gehirn. Wenn z.b. immer wieder dieselben Leute für dieselben Leute anrufen, dann weiß, die Dame von der Vermittlung relativ schnell wo das Kabel hin muss. Im Gehirn ist es so, dass die Synapsen, die häufig genutzt werden gestärkt werden und die die nicht genutzt werden, aktiv zerstört werden. Hier wären wir dann wieder beim Auf- und Abbauprozess. Es ist doch erstaunlich wie viel ich über die Geschichte schon weiß, oder? Leider ist es so, dass ich später, wenn ich dann auf eigenen Beinen stehe (im wahrsten Sinne des Wortes), werde ich von meiner glorreichen Zeit im Mutterleib nichts mehr wissen. Alle genialen Ideen, alles wird verschwunden sein. Was wird dann aus Hansi? Naja, jetzt mach ich mich deshalb mal nicht verrückt. Aber nun stellt sich trotzdem für mich die Frage, wissen alle Ungeborenen so viel wie ich und verlernen es dann mit der Geburt? Habe ich dir eigentlich schon erzählt, dass ich sehr sensibel bin. Genau genommen bin habe ich so sensible Phasen. Nein, das ist keine psychische Krankheit. Bei den meisten Lebewesen ist so etwas normal. Gut, man sieht mir das nicht direkt an, aber ich bin trotz meiner rauen Schale mit einem ganz sensiblen Kern ausgestattet. So, liebes Tagebuch, mein Hansi ist gerade aufgewacht und hat Hunger. Jetzt muss ich ihn erst mal füttern. Dann bis später."

6. Die Freundschaft zwischen Genen und der Umwelt

„Liebes Tagebuch, heute möchte ich mit dir mal über etwas Tiefgründiges sprechen. Es geht um etwas so Tiefgründiges, dass es schon fast nicht mehr tiefgründiger geht. Es geht um meine Gene. Du fragst dich, was so ein Gen macht? Für meine Erklärung mach ich mal einige Abstriche. Denn es geht mir hier um einen bestimmten Aspekt. Nun, ein Gen enthält u.a. einen Bauplan für ein Protein. Ein Protein ist ein Eiweiß. Eiweiße steuern die Stoffwechselvorgänge im Körper und nehmen somit einen großen Einfluss auf die Funktion des Körpers. Proteine wiederum bestehen aus Aminosäuren. Ein Gen, bzw. deren Bauplan gibt eine ganz bestimmte Reihenfolge vor, in dem man das Gen „abliest" und somit ein Protein herstellt. Welches Protein ein Gen herstellt ist festgelegt und kann nicht verändert werden. Jetzt könnte ich noch viel stärker in den Bau und die Funktion von Genen eingehen, aber das würde den Rahmen hier sprengen. Deshalb reduziere ich das Ganze mal auf einen wesentlichen Aspekt. Wir wissen nun, dass ein Gen, bzw. sein Bauplan unveränderlich ist. Allerdings gibt es noch einen wichtigen Einflussfaktor. Es gibt eine Art Regler der dem Gen vorgeschalten ist. Dieser Regler, sorgt dafür, dass das Gen, im Sinne der Produktion reguliert wird. Je nach äußerlichem Einflussfaktor wird die Produktion angeregt oder abgestellt. Somit nehmen äußere Faktoren Einfluss auf unsere Gene. Das Ganze ist sehr komplex und bei weitem nicht so einfach. Deshalb reicht es erst mal wenn man sich dessen bewusst ist. Es ist wie mit einem Radio. Das Radio kann entweder Musik abspielen oder nicht. Was anderes kann ein Radio nicht. Den Einfluss den man von außen nehmen kann liegt darin, dass man das Radio ein- und ausschalten kann und dass man die Lautstärke verändern kann. So liebes Tagebuch, jetzt muss ich mich wieder meinem Wachstum zuwenden. Schließlich wachse und gedeihe ich nicht von alleine."

7. Abschied nehmen für die Geburt

„**L**iebes Tagebuch, heute ist es soweit. Ich bin einfach zu groß geworden. Ich bin zu groß um hier drin noch anständig zu schreiben. Es tut mir Leid, doch nun enden meine Aufzeichnungen. Es war schön gewesen und hat mir die Zeit hier angenehmer gemacht. Aber ich werde mich bald auf eine größere Reise begeben. Ich werde die Weiten der Welt erkunden, werde viele Dinge lernen, groß werden und wachsen. Vieles werde ich erleben. Doch eins möchte ich dir sagen mein treuer Freund. Ich werde dich nie vergessen.

Ach und noch eine Sache an meine Kritiker – ich bin schließlich nur ein Embryo, also was weiß ich schon…"

Es gibt Menschen die sagen, dass Babys und Ältere Menschen mehr gemeinsam haben, als die, die dazwischen sind. Stimmt das? Der eine kommt, der andere geht – Kreislauf des Lebens. Der Film „Der seltsame Fall des Benjamin Button" zeigt eine interessante Wendung auf. Was wäre, wenn wir als älterer Mensch geboren werden würden und als Baby sterben würden?

Wir haben uns gerade mit der Entwicklung eines Embryos befasst, bzw. mit der Entwicklung des Gehirns. Doch nun kommen wir zu einem entgegengesetzten Thema – (neurologische) Krankheiten und der Tod. Beides Themen, die jetzt nicht gerade die Nummer 1 auf der Hitparade der zwischenmenschlichen Kommunikation angesiedelt ist, aber trotzdem betrifft uns dies alle und auch in der Neurologie gibt es da einiges, das man lernen kann.

*„Ich möchte nicht aufhören an etwas zu glauben. So lange ich glaube
besteht Hoffnung. Darum glaube ich auch an das Gute und lass mich
dafür hin und wieder enttäuschen."
(Autor unbekannt)*

D. Auf der Spur des Bösen

1. Einleitung

In diesem Kapitel geht es um neurologische Erkrankungen. Allerdings sollen hier lediglich die Krankheiten und **keine** Patientengeschichten dargestellt werden. Es soll eindeutig klar sein, dass jede (neurologische) Erkrankung, auch einen deutlichen Einfluss auf das Leben eines Menschen nimmt. In der Regel stehen hinter den Krankheiten, bzw. hinter den betroffenen Menschen eine große Lebensgeschichte und Existenz. Deshalb ist es wichtig sich der Bedeutung einer Krankheit bewusst zu sein und Krankheiten ernst zu nehmen.

Ich möchte in diesem Kapitel neurologische Krankheiten erklären, meist mit Paradoxen Geschichten. Diese Geschichten beziehen sich ausschließlich auf die Krankheiten und nicht auf reelle Personen. Wenn man sich mit neurologischen Krankheiten beschäftigt und diese lernen möchte, dann ist es, wie auch bei anderen Thematiken, hilfreich sich mit Metaphern oder kleinen Geschichten zu helfen. Sie erklären die Pathophysiologie und die Klinik auf einer Ebene, die man leichter verstehen kann und die man auch mit Bekanntem verbinden kann.

Wenn man im Gesundheitswesen arbeitet, vor allem in den Bereichen, in denen man mit Patienten und deren teilweise großes Leid konfrontiert wird, lernt man, manchmal auch etwas schmerzlich, ein paar wichtige Grundregeln. Eine der wichtigsten Grundregeln besteht darin, dass man eine klare Grenze zwischen dem Patienten und einem selbst zieht. Nach dem Motto: "Wenn ich die Klinik/ Praxis verlasse, verlassen mich auch die Patienten, körperlich wie auch geistig. Leid und Glück gehören zusammen, trotzdem darf man sich das Leid der Patienten nicht zum eigenen machen.

Vielen Menschen haben leider noch ein "schwarz- weiß- Denken" über Krankheit und Gesundheit. Also entweder man ist krank oder man ist gesund. Doch wie definiert man Gesundheit und Krankheit? Ist Gesundheit einfach nur die Abwesenheit von Krankheit und umgekehrt?

Ist das wirklich so einfach? Ab wann ist man krank, ab wann gesund? Ist man z.b. mit einem Schnupfen schon krank, oder noch gesund?

Antonjowskis Modell der Salutogenese bietet da einen interessanten Ansatz. Eine Essenz seines Modells besteht darin, dass es die "Extreme" Gesundheit und Krankheit nicht gibt. Man sollte sich das Ganze eher wie eine Art Waage vorstellen, bei dem es mal ein bisschen mehr in Richtung Krankheit und mal ein bisschen mehr in Richtung Gesundheit geht. Man ist nie völlig gesund und man ist aber auch nie völlig krank. Mal ist die Gewichtung auf Seiten der Gesundheit und mal auf der Seite der Krankheit stärker. Beeinflusst wird die Gewichtung, durch eine Mischung aus allem was eine Person ausmacht und was von außen Einfluss auf uns nimmt. Ich finde, dass diese Ansicht auf Krankheit und Gesundheit, im Denken und Handeln vieler Menschen etwas bewirken könnte.

Es liegt wohl in der Natur des Menschen, dass er sich vorwiegend nur über die Dinge Gedanken macht, die für ihn wahrscheinlich sind. Wer von uns ist sich denn seiner eigenen Vergänglichkeit bewusst? Manches verdrängen wir, an manches möchten wir auch nicht denken. Was man aus seinem Leben macht, ist jedem seine eigene Entscheidung. Zu wählen, wie man lebt, des jeden Recht. Doch das Leben besteht nun mal nicht nur aus Glück. Leid und Glück sind aneinander gebunden.

Eine Krankheit betrifft nicht nur den Menschen selbst, sondern auch die Menschen, die man liebt. Denn diese trauern und hoffen mit einem. Dieses zwischenmenschliche Band gibt Kraft und Halt in schweren Zeiten. Doch wenn dann doch einmal der Tot kommt, wiegt die Trauer stark. Die Hoffnung, dass der geliebte Mensch nun an einem schönen Ort ist, gibt Trost.

Frau Kübler- Ross beschäftigte sich stark mit der Trauerarbeit und hat fünf Phasen herausgearbeitet, die man in unterschiedlichem Maße durchlebt:
1. Nicht- Wahr- haben- Wollen
2. Zorn, Wut und Vorwurf
3. Verhandeln
4. Depression
5. Akzeptanz und Annahme

Oh Geliebter,
schwer wiegt die Trauer,
schwer wiegt die Last,
die Leere die du hinterließt.

Wie die Blüte eines Löwenzahns,
bist du langsam,
im Winde der Zeit,
gewachsen und gedeiht.

In der gelben Pracht,
geleuchtet von innen heraus,
selbst die Sonne verblasst,
wenn du mich anlächelst.

Die Zeit raubt einem vieles,
doch sie gibt auch Hoffnung,
gibt dir Zeit zu trauern,
gibt dir Zeit, für die Hoffnung.

Ich warte hier oben auf dich,
werde dich beschützen,
meine Flügel um dein Haupt legen,
dich vor Wind und Hagel schützen.

Werde dich nie verlassen,
stets im Herzen gelebt,
einen unvergänglichen Ort,
die Seele ist unsterblich.

Genieße dein Leben,
fülle es mit Lachen,
teile es mit denen die es Wert sind,
ich werde hier auf dich warten.

Mögen deine Tränen versiegen,
und aus jeder gefallenen Träne
Hoffnungen gedeihen,
meine Liebe wirst du nie verlieren.

(Thomas Berger)

2. Gefangen in sich selbst

„Oh Mann, tut mir mein Kopf weh. Als ob mir jemand eins mit einer Eisenstange übergezogen hätte. Wo bin ich hier überhaupt? Ich kann mich nur noch daran erinnern, dass ich auf dem Weg zur Arbeit war. Das Wetter war schlecht und die Sicht eingeschränkt. Dann bin ich um eine Kurve gefahren und dann – Blackout. Keine Ahnung was dann war. Hatte ich etwa einen Unfall? Hallo! Hallo! Sag mal, kann mich denn keiner hören? Ich kann hier auch keinen sehen. Ah, endlich kommt jemand. Den frag ich gleich mal was mit mir los ist und wo ich hier bin. Entschuldigung, können sie mir sagen, wo ich hier bin und was mit mir los ist? Hallo! Hallo! Jetzt raste ich aber langsam aus. Jetzt läuft hier jemand vor meinen Augen rum und keiner hört mich oder gibt mir Antworten. Jetzt kommt die auch noch auf mich zu. Halt mal was macht die da? Aua! Lassen sie ihre Hände da weg! Das tut weh und hören sie mal! Da knallt die mir doch gleich mal volle Kanne zwei Nadeln in meinen Oberschenkel. Ach und jetzt pflegt die Dame wieder zu gehen? Was macht sie eigentlich jetzt? Meinen sie etwa ich hätte jetzt Interesse Fernzusehen? Ich glaube ich bin im falschen Film! Was zum Teufel ist hier eigentlich los? „

Im Fernsehen werden die aktuellen Nachrichten vorgetragen, darunter auch folgender Beitrag:
Ein schwerer Unfall hat sich auf einer kleinen Landstraße ereignet. Zwei Autos sind ineinander gefahren, als ein Fahrer die Kontrolle über sein Auto verloren hat und frontal in das entgegenkommende Auto gefahren ist. Der eine Fahrer ist noch am Unfallort verstorben, der andere Fahrer liegt mit schweren Verletzungen im Krankenhaus.

„Oh, mein Gott! Das ist doch mein Auto. Ich hatte also einen Autounfall. Hilfe! Hilfe! Hilfe! Oh, mein Gott…“

Der Patient hatte eine Panikattacke und sein Puls/ Blutdruck ist stark gestiegen. Es gab Alarm und die Ärzte mussten den Patienten ruhig stellen. Daraufhin hat der Patient einige Zeit geschlafen.

„Was ist denn jetzt schon wieder passiert? Wer sind denn diese Beiden? Der eine sieht aus wie ein Arzt und den anderen kann ich nicht erkennen. Könntet ihr mal bitte näher kommen und lauter sprechen?"

Der verantwortliche Arzt unterhält sich mit einem Kollegen über den aktuellen Stand des Patienten. Dieser meint, dass es für den Patienten nicht mehr viel Hoffnung gibt. Die Frage stellt sich überhaupt, ob er nochmal aus dem Koma aufwachen würde.

„Wie, Was Koma? Was soll das heißen nicht mehr viel Hoffnung? Ich liege doch nicht im Koma. Sag mal, könnt ich mich denn nicht hören? Warum kann ich meinen Körper nicht bewegen? Oh mein Gott ich kann meinen Körper nicht bewegen. Was muss ich eigentlich noch alles ertragen?"

Der Tag neigt sich zur Neige und eine Krankenschwester kommt nochmals ins Zimmer.

„Was will den die schon wieder? Und was hat die da in der Hand? Die will mich jetzt wohl waschen. Nein, das möchte ich nicht. Hallo! Mensch ist mir das unangenehm. Stopp, Stopp, Stopp, ich falle aus dem Bett! Manomann, die schuckt mich hier durch die Gegend! Aua!"

Am nächsten Tag kommt die Ehefrau zu Besuch.

„Schatz, ja. Du musst doch sehen, dass ich doch nicht im Koma liege. Ich würde dich jetzt so gerne in den Arm nehmen. Ach Schatz, du brauchst doch nicht weinen. Es tut mir weh, dich so zu sehen…"

3. Ein Blick von außen auf sich selbst

Dissoziation zwischen,
innen und außen,
bin ich innen,
oder bin ich außen.

Wo bin ich hier?
Bin ich tot,
bin ich lebendig?
Ich schwebe.

Ich kann mich selbst sehen,
doch kann mir selbst nicht helfen.
Was ist nur passiert?
Was kann ich tun?

Ausgeliefert dem Tun,
der Anderen,
der Wohlsinn,
der Anderen.

Lassen sie mich fallen,
fliege ich schutzlos,
weiß nicht was sie wollen,
reden wäre Gold.

Merkt ihr nicht,
dass ich hier bin,
alles sehe und merke,
gelähmt und starr.

Doch bin ich hier,
lasst mich nicht untergehen,
im Strom der Zeit,
in der Hektik, des Alltags.

(Thomas Berger)

Könnten Sie sich vorstellen was das für einen Menschen bedeutet. Wenn man zwar noch geistig voll da ist, jedoch aber keine Kontrolle mehr über seinen Körper besitzt? Die Geschichte, die ich hier beschrieben habe ist natürlich nur hypothetisch. Dennoch gibt sie einem vielleicht einen möglichen Einblick wie es sein könnte. Viele Menschen haben bestimmt von so etwas noch nie gehört, oder kennen dies nur aus dem Fernsehen. Man nennt dieses Syndrom Locked- in ("In- Sich- Geschlossen"). Manchmal kommt es vor, dass das Locked- in Syndrom mit dem Wachkoma verwechselt wird, da die Symptombilder nach außen hin sehr ähnlich sein können.

Bei Patienten mit Wachkoma rätselt man immer noch darüber, inwieweit die Patienten eine Vorstellung davon haben, was um sie herum passiert. Ob sie mitbekommen was passiert oder ob sie etwas empfinden ist noch nicht geklärt. Aus diesem Grunde sollten Menschen, die mit Wachkoma- Patienten zu tun haben, auch immer mit diesen Patienten reden und zwar so, dass diese auch wissen was mit ihnen geschieht.

Mancher stellt sich nun die Frage wie man ein Locked- in Syndrom oder ein Apallisches Syndrom (Wachkoma) überhaupt bekommen kann. Nun beim Locked- in Syndrom liegt im Prinzip eine Unterbrechung der Bahnen im Hirnstamm vor. Meistens auf der Höhe der Pons. Eine mögliche Ursache kann eine Thrombose der a. basilaris sein, die somit die Blutversorgung abschneidet. Der endgültige Schweregrad ist unterschiedlich, aber meist ist die Klinik sehr stark ausgeprägt und geht mit einer Tetraparese/Tetraplegie einher, bei vollem Bewusstsein. Daher darf der psychische Aspekt nicht außer Acht gelassen werden. Bei manchen Locked- in Patienten wird auch der VI. Hirnnerv (n. abducens) mitgeschädigt, wodurch diese Patienten, die Augen vorwiegend nur nach oben und unten bewegen können.

Das Apallisches Syndrom hat meistens eine Hypoxie zur Ursache. Eine Hypoxie ist eine Sauerstoffunterversorgung, die z.B. nach einem Herzstillstand auftreten kann. Das Großhirn ist am empfindlichsten, wenn es um Sauerstoffknappheit geht. Bei einer stärkeren Schädigung des Großhirns, kann dadurch ein Wachkoma entstehen.

Mancher mag sich jetzt fragen, welchen Unterschied es zwischen einem Wachkoma und einem „normalen" Koma gibt. Nun, bei einem Wachkoma hat der Patient meist Tages- und Nachtrhythmen mit offenen und geschlossenen Augen (diese müssen nicht an den „normalen" Tagesrhythmus angepasst sein). Zudem weisen diese Patienten meist einen erhöhten Muskeltonus, vegetative Enthemmungen (z.B. stärkeres Schwitzen) und muskuläre Automatismen auf. Dabei ist keine Kontaktaufnahme möglich. Der Blick ist meist starr und es ist kein Blickkontakt möglich.

Es gibt vereinzelte Fälle, bei denen Patienten noch nach Jahren aus einem Wachkoma aufwachen. Doch die Chancen hierfür nehmen von Monat zu Monat ab. Es gibt aber auch einige Fälle da wachen die Patienten aus dem Wachkoma auf, jedoch ist dies in der Regel nicht so wie man es z.B. im Fernsehen sieht. Gerstenbrand hat sich mit den Remissionsphasen intensiv auseinandergesetzt und verschiedene Stadien benannt.

Alles in Allem muss man sagen, dass das Locked- in- Syndrom und das Apallische Syndrom zu den schwersten neurologischen Erkrankungen gehören.

Kommen wir nun auf weitere neurologische Erkrankungen zurück und schlagen wir mal einen neuen Weg ein um diese zu erklären.

4. Kommissar Knolle im Einsatz

M an, was für ein Tag. Arbeit wo hin man schaut und keinerlei Land in Sicht. Doch wenn ich es nicht mache, wer soll es dann machen? Nun ja, man kann sich eben nicht alles im Leben aussuchen...

Aber wo bleiben meine Manieren? Gestatten Sie mir mich vorzustellen – ich bin Kommissar Knolle. Knolle ist mein Spitzname. Eigentlich heiße ich Hernán Jaque Enrico del la Fernandez. Aber Sie dürfen mich auch gerne Knolle nennen. Ich bin nun seit mehr als 20 Jahren bei der Kriminalpolizei angestellt und bin der für das Grobe. Die Fälle die keiner lösen kann, bekomme ich auf den Tisch geknallt und soll diese lösen. Da ich eine ausgezeichnete Spürnase für das Verbrechen habe, nennt man mich Knolle. Naja, sagen wir es mal so, ich sehe das so. Meine Kollegen konnten meinen Namen nicht aussprechen und da mein Riechkolben etwas ausgeprägter ist, nennen sie mich einfach Knolle. Aber das macht mir eigentlich nichts. Ich bin hart im Nehmen. Das muss auch so sein, wenn ich in diesem Bereich arbeite.

Genug zu mir. Reden wir einmal über meine Arbeit. Ich leite meine eigene kleine Abteilung mit einigen Mitarbeitern. Ich bin zuständig, wie schon gesagt, für die kniffligen Fälle – für die man „Grips" braucht. Davon habe ich ja mehr als genug – kleiner Scherz in eigener Sache. Ich dachte mir, ich schreibe mal ein wenig über meine Arbeit und über meine spektakulärsten und schwierigsten Fälle.

Es würde zu viel und zu umfassend werden, wenn ich hier alle meine Fälle und auch alle Inhalte der Fälle aufführen. Deshalb versuche ich es etwas zu ordnen und zu strukturieren. Der typische Ablauf ist den meisten sicherlich bekannt, aber ich werde ihn trotzdem nochmal kurz erklären. Ich beginne damit den Tatort zu untersuchen. Hierbei hilft mir teilweise mein Team. Danach werde ich mögliche Zeugen befragen und versuchen erste Tatverdächtige dingfest zu machen. Letztendlich folgt hierbei einiges an Ermittlungsarbeit, bis ich dann die „bösen Buben" ins „Kittchen" bringe und heimgehe und mir Abendessen mache.

5. Der überstürzte, gemächliche Meuchelmörder

U m es vorneweg gleich mal zu sagen, es geht hier nicht um einen Meuchelmörder. Ich fand den Namen nur so nett und dachte mir den nehme ich. Aber nun, fangen wir mir der Geschichte an:

Es war an einem lauen Sommermorgen. Ich lag gerade in meinem Bett, als meine „Knolle" etwas witterte. Ich wusste da ist etwas im Busch. Ich stand auf und schnüffelte, woher dieser markante Geruch herkam. Wird das mein neuer Fall? Ich folgte dem Geruch und er wurde immer stärker. Langsam schlich ich aus meinem Schlafzimmer heraus, durch das Wohnzimmer, vorbei am Badezimmer, die Treppe runter in den 1 Stock. Vorbei am Billard- und dem Musikzimmer. Den Flur weiter, vorbei an den Gästezimmern und den anderen Bädern. Dann runter ins Erdgeschoss. Vorbei an der Bibliothek und weiter in Richtung Küche. Ja, jetzt war ich mir sicher – es kommt aus der Küche. Ich stürmte mit einem Salto in die Küche, die Waffe stets gezückt um den Verbrecher sofort dingfest zu machen. Sofort brüllte ich Hände hoch – und schon kamen die verbrannten Toastbrotscheiben aus dem Toaster herausgesprungen. Nun ja, nicht unbedingt der größte Fall, aber wenn ein Verbrecher da gewesen wäre, hätte ich ihn bestimmt gehabt. So konnten sie mal meine kleine Wohnung kennen lernen, Verzeihung mein Haus kennen lernen. Ich bin im Lügen nicht so gut, ich verspreche mich immer wieder. Naja, egal. Ich machte mich für die Arbeit fertig und ging los.

Als ich im Büro ankam, lag schon mein nächster Auftrag auf dem Tisch. Raubüberfall in einem Juwelierladen in der Innenstadt. Sofort machte ich mich auf, voller Tatendrang, voller Enthusiasmus – voller Vergesslichkeit. Worum ging nochmal der Fall? Ach ja, Raubüberfall. So und wo habe ich nun meine Unterlagen? Ah, in der Hand, stimmt. Habe ich dann noch etwas vergessen, ich glaube nein. Auf geht´s.

Ich fuhr los zum Tatort um mit den ersten Zeugen zu sprechen. Als ich dort ankam wartete der Juwelierbesitzer schon auf mich. Wir gingen in sein Büro und er erklärte mir was genau passiert ist.

KK Was können Sie mir über den Überfall berichten?

JB Also, der Überfall lief sehr merkwürdig ab. Es waren zwei maskierte Täter. Beide kamen in meinen Laden herein und bedrohten mich mit einer Waffe. Sie forderten mich auf, allen Schmuck in einen Stoffsack zu machen. Dies tat ich auch, doch bevor ich fertig war, fragte der eine den anderen, warum sie denn überhaupt den Überfall machen würden. Der andere wusste es irgendwie auch nicht mehr und beide haben sich bei mir entschuldigt und sind wieder gegangen. Sie waren beide etwas vergesslich, aber dennoch sehr höflich. Zumindest wenn man mal vom Überfall an sich absieht.

KK Aha. Und können Sie die Täter beschreiben?

JB Ja. Die Gesichter habe ich von beiden natürlich nicht sehen können, aber ihr Verhalten war etwas merkwürdig. Beide waren wie Tag und Nacht. Der Eine war etwas träge und der Andere eher etwas hektisch. Der etwas trägere Verbrecher kam kaum in die Gänge und hat sich sehr starr bewegt. An den Händen hat er ein wenig gezittert. Der eher hektische Verbrecher war ständig in Bewegung. Sie sahen ein wenig unwillkürlich aus. Es kam mir so vor, als ob der eine zuviel Energie, oder so was hatte und dem anderen diese gefehlt hatte.

KK Können Sie auch etwas zum Alter der beiden sagen?

JB Nun ja, ich kann beide nur sehr grob einschätzen. Ich meine der träge Verbrecher, wäre so zwischen 40 und 60 Jahren und der hyperaktive Verbrecher wäre zwischen 35 und 55 Jahren. Genauer kann ich es Ihnen aber nicht sagen.

KK Vielen Dank.

JB Gerne.

Ein komischer Fall - Raubüberfall ohne einen Raub und zwei Verbrecher wie Tag und Nacht. Tja, das sind genau die Fälle, die ich so liebe. Unübersichtlich und schwer zu lösen.

Ich wusste, wenn ich etwas aus der Unterwelt erfahren möchte, dann muss ich zum Big Boss. Er hat hier das sagen und er weiß genau was so alles abgeht. Seit Jahren ist er schon ein Spitzel für mich. Er darf seine krummen Geschäfte weiter machen und dafür steckt er mir hin und wieder ein paar Informationen. Deshalb auf zum Big Boss. Dort angekommen muss ich erstmal an meinem lieben Freund dem Knochenkotzer vorbei. Er ist der Türsteher vom Big Boss und wenn man zum Big Boss will, dann muss man am Knochenkotzer vorbei. Doch ich weiß inzwischen wie ich mit dem lieben Herrn Knochenkotzer umgehen muss und dann klappt des ganz schnell.

KK Hallo Knochenkotzer, na wie geht es dir?

KN Hallo Kommissar Knolle. Welch edles Haupt in unserer bescheidenen Hütte. Alles beim Alten, mein lieber Kämpfer für die Gerechtigkeit. Schlägereien, Schutzgelderpressung, Dealen und abends geht es dann in meinen Mensa- Club. Zurzeit diskutieren wir über die altrömische Architekturkunst und die martialische Herrschaft vieler Cäsaren. Du darfst auch gerne an unserem Geistesaustausch teilhaben.

KK Das ist überaus freundlich. Aber ich bin sozusagen im Dienst und da muss ich mich erst um meinen neuen Fall kümmern. Aber sonst gerne.

Ich habe mit ihm ein bisschen über die altrömische Architekturkunst geredet und schon ist das „Eis gebrochen" und er ließ mich zum Big Boss vor.

BB Mein lieber Freud – Kommissar Knolle. Was kann ich für dich tun, du alte Hütte?

KK Hallo, Big Boss. Ich komme wegen einem kürzlich begangenen Raubüberfall. Ein Juwelier wurde fast ausgeraubt.

BB Was meinst du mit fast ausgeraubt?

KK Nun ja. Die Verbrecher haben das Handbuch für einen normalen Raubüberfall wohl nicht ganz gelesen. Sie sind wohl erst bei dem Kapitel angekommen, wo es um die Bedrohung des Juweliers geht. Denn nach der Bedrohung sind sie ohne das Diebesgut verschwunden.

BB Und du willst ihnen das Diebesgut jetzt nachreichen?

KK Ja, eh nein. Ich möchte sie finden. Ein versuchter Raubüberfall ist immer noch ein Vergehen und muss bestraft werden.

BB Stimmt ja, ich habe deinen Ehrgeiz völlig vergessen. Also wie kann ich dir dabei helfen?

KK Du hast doch über die ganze Unterwelt eine Übersicht und solltest doch wissen, wenn das irgendwelche Mitarbeiter aus der Reihen getanzt sind.

BB Ich weiß bisher von nichts. Hast du ein paar Täterbeschreibungen für mich?

KK Es waren zwei Verbrechen. Beide wie Tag und Nacht. Der eine eher etwas träge und der andere eher etwas hektisch. Sagt dir das was?

BB Ja. Ich glaube es geht da um meinen Dealer, bzw. um das was er da so macht. Der vertickt verschiedene Stoffe an meine Mitarbeiter und sorgt somit dafür, dass alles reibungslos läuft. Den einen vertickt er Aufputschmittel, den anderen vertickt der Beruhigungsmittel. So sorgt er für ein Gleichgewicht und einen reibungslosen Ablauf jeder Bewegung. Es hört sich so an, als hätte er den Zweien eine Überdosis verpasst, dem einen mit Aufputsch- und dem anderen mit Beruhigungsmittel. Daraufhin sind sie ein wenig durchgedreht.

KK Wo kann ich diese zwei Schlingel und den Dealer finden?

BB Der Dealer hat auch einen Namen. Man nennt ihn auch Speedy-Sleepy. Die anderen zwei Schlingel, wie du sie nennst, müssten hier irgendwo rum schleichen.

KK Danke für deine Hilfe. Den Rest dürfte ich alleine schaffen.

6. Parkinson und Chorea Huntington

In der Geschichte von Kommissar Knolle ging es um diese beiden Krankheiten. Kennen Sie zufällig eine der beiden Krankheiten? Falls nicht, dann werde ich Ihnen noch mal ein wenig darüber erzählen.

Beides sind Krankheiten die entstehen, wenn die Funktionsweise der Basalganglien (Speedy- Sleepy) eingeschränkt ist. Bei Parkinson gehen Zellen und Bahnen in der substantia nigra, bzw. in der Verbindung der substantia nigra zu den Basalganglien zu Grunde. Die substantia nigra liegt im Mittelhirn. Die kleinen, schwarzen Zellen der substantia nigra produzieren Dopamin. Dieses Dopamin wirkt u.a. als eine Art Schmiermittel und Antriebsmotor für die Bewegung. Es sorgt dafür, dass Bewegungen „geschmiert" laufen, ähnlich wie beim Fahrrad und deren Zahnräder. Wenn man das Fahrrad ölt, dann fährt es meist auch flüssiger. Zudem nimmt Dopamin noch auf weitere Körpervorgänge Einfluss. Dopamin ist aber auch bei unseren Lernvorgängen sehr wichtig. Vereinfacht ausgedrückt könnte man sagen, dass das Dopamin an der Verstärkung der Synapsen bei einem Lernvorgang mitwirkt und somit auch Einfluss auf unser Lernen hat. Wenn nun durch Parkinson die Zellen und Bahnen in der substantia nigra zu Grunde gehen, dann passiert etwas Ähnliches wie wenn der Osten, dem Westen kein Öl und Benzin mehr liefern würde. Dann könnten wir nämlich kein Auto mehr fahren und wir müssten auf unser Fahrrad umsteigen. Doch auch das Fahrrad ist nicht geölt. Also keine so gute Situation.

Bei uns im Körper entstehen bei Parkinson meist eine Trias aus Rigor (Muskelstarre), Tremor (Zittern) und Hypokinesie (Herabgesetzte Beweglichkeit). Es gibt zudem noch verschiedene Formen von Parkinson, bei denen diese drei Kardinalsymptome in unterschiedlicher Ausprägung vorhanden sind.

Bei Chorea Huntington ist es fast umgedreht. Bei Chorea Huntington ist ein Überschuss an Bewegung erkennbar, bei dem meist unwillkürliche Bewegungen ausgeführt werden. Je nach Fortschritt der Krankheit ist die Ausprägung der Symptome unterschiedlich stark.

Der Chorea Huntington und dem Parkinson stehen ständige Forschungen gegenüber, die immer wieder neue Medikamente und Behandlungsmöglichkeiten ermöglichen.

7. Ein Problem in der Telekommunikation

Haben sie schon mal von den folgenden neurologischen Erkrankungen gehört? Multiple Sklerose (MS), Amyotrophe Lateralsklerose (ALS), Guillain- Barre- Syndrom (GBS) und Polyneuropathie (PNP)? Wenn nicht, dann stellt sich nun die Frage, wie ich Ihnen am besten erklären kann, was hinter diesen Erkrankungen steckt.

Ok, stellen wir uns einmal vor, wir hätten eine spezielle Bewässerungsanlage für einen großen Garten. Diese Bewässerungsanlage wird von einem kleinen Computer gesteuert. Dieser Computer wird über einen Bildschirm bedient. Hier gibt man seine gewünschte Bewässerungszeit ein. Diese Information wird innerhalb des Computers zwischen einzelnen Platinen und Kabeln hin und her geschickt und letztendlich über eine kleine Steuereinheit reguliert. Diese Steuerungseinheit sitzt etwas weiter weg vom Computer. Es ist im Prinzip ein kleiner Hahn der reguliert wie viel Wasser überhaupt kommt. An diese Steuereinheit ist ein Verteiler angeschlossen. Dieser sorgt dafür, dass das Wasser zu den vielen verschiedenen Schläuchen kommt. Die Schläuche bringen ihrerseits das Wasser dann in den gesamten Garten. Am Ende dieser Schläuche liegt dann ein Sprenger, der dann das Wasser weiterverstreut und somit das zum Blühen bringt, was blühen soll.

So jetzt haben wir eine schöne Metapher, jetzt kommt dann der nächste Schritt…

Es gibt jetzt insgesamt vier einzelne Abschnitte:

1. Der Computer und seine kleine Steuereinheit
2. Die Platinen und Kabel, die die Verbindung herstellen
3. Der Verteiler, der das Wasser verteilt und
4. Die vielen einzelne Schläuche, die das Wasser transportieren

Jeder dieser vier Abschnitte ist wichtig für die Funktionalität der Bewässerungsanlage. Wenn nun ein Teil kaputt gehen würde, dann könnte die Bewässerungsanlage nicht mehr richtig funktionieren. Wenn nun der Computer oder seine kleine Steuerungseinheit ausfallen würden, dann würde die Regulierung ausfallen. Im Prinzip würde überhaupt nichts mehr funktionieren und die Bewässerung würde lahm gelegt werden.

Wenn die Platinen und Kabel ausfallen würden, dann könnten die eingegebenen Informationen nicht mehr richtig zwischen Computer und Steuereinheit hin und her gehen und somit wäre die Kommunikation gestört. Je nachdem wie stark die Schädigung der Platinen und Kabel wären, wären auch die Ausfälle dementsprechend stark.

Wenn der Verteiler ausfallen würde, dann würde das Wasser nicht mehr richtig verteilt und Teile des Gartens würde nicht mehr bewässert, während andere noch bewässert werden würden. Dies würde zu unterschiedlichen Störungsbildern führen.

Und wenn die einzelnen Schläuche kaputt gehen würden, z.B. indem sie Löcher bekämen, dann würde nur noch ein kleiner Teil an Wasser dort ankommen, wo das Wasser eigentlich hin sollte, denn das meiste würde unterwegs verloren gehen. Dadurch wäre die Funktionalität der Bewässerung ebenfalls stark eingeschränkt.

Diese vier Beispiele haben viele Parallelen zwischen den dazugehörigen Krankheitsbildern:

Beim ersten Beispiel fallen der Computer und die Steuereinheit aus. Ein ähnliches Prinzip gibt es auch bei der Amyotrophe Lateralsklerose (ALS). Bei der ALS gehen die Motoneurone zugrunde. Beginnend meist distal, steigt diese Krankheit meist progredient nach proximal auf und betrifft letztendlich auch die Atmung.

Beim zweiten Beispiel fallen die Platinen und die Kabel aus, die den Computer und die Steuereinheit miteinander verbindet. Die hat viel Ähnlichkeit mit der Multiple Sklerose (MS). Bei der MS demyelinisieren die Axone, die Verbindungen im Gehirn. Ohne Isolierung gehen die schnelle Geschwindigkeit, die hohe Verarbeitungsfähigkeit und somit auch die Funktionsfähigkeit zugrunde. Es gibt viele unterschiedliche Ausprägungsgrade dieser Erkrankung.

Beim dritten Beispiel geht es um den Verteiler. Die Metapher nimmt Bezug auf die Nervenwurzeln und teilweise den peripheren Nerven. Bei der Guillain Barre Syndrom (GBS) werden diese Nervenwurzeln betroffen. Meist mit aufsteigenden schlaffen Paresen und Parästhesien.

Beim vierten Beispiel geht es um die Schläuche. Das Korrelat hierzu stellt die Polyneuropathie (PNP) dar. Hierbei verlieren die Schläuche sozusagen die Isolierung und dadurch stellen diese ihre Funktionsfähigkeit, also ihre Leitung ein. Die PNP entsteht in den meisten Fällen durch Alkoholabusus oder durch Diabetes mellitus.

Bei einigen dieser Krankheiten ist die Ursache noch nicht vollständig geklärt. Genauso sind viele Krankheiten noch nicht weit genug erforscht, ebenso wenig ihre Behandlungsmöglichkeit. Hierbei zeigt sich wieder einmal wie wichtig die Forschung ist. Es gibt in vielen Bereichen einige viel versprechende Ansätze und vielleicht schaffen wir es ja irgendwann diese Krankheiten zu besiegen.

8. Medizinische Forschung

Bis ein neues Medikament auf den Markt kommt, dauert es oft einige Jahren. In der heutigen Zeit müssen viele gesetzliche Normen erfüllt werden, damit ein Medikament ihre Zulassung bekommt. Ich finde dies gut, denn damit stellt sich für den Verbraucher eine höhere Sicherheit ein. Auch die ethischen Ansichten in der heutigen Zeit sorgen dafür, dass nur noch eingeschränkte Studien und Experimente gemacht werden dürfen. Auch dies ist für Mensch und Tier erfreulich. Dennoch darf man nicht vergessen, dass uns dies aber auch Zeit kostet. Wenn man sich z.B. an die Zeit des zweiten Weltkrieges zurückerinnert, dann werden manch einem die Experimente von vielen deutschen Ärzten in Erinnerung gerufen. Zu dieser Zeit gab es so was wie Ethik und Moral eher in einer krankhaften Art. So wurden viele Experimente gemacht, die dazu geführt haben das auch nicht selten Menschenrechte verletzt wurden. Alles zum Wohle des deutschen Volkes, versteht sich. Diese Form der Forschung ist selbstverständlich zu verachten und gehört nicht in unsere Zeit. Dennoch muss man sich bewusst sein, dass die Ergebnisse die in dieser Zeit gemacht wurden die Medizin und die Forschung um einiges nach vorne gebracht haben. Dieses Wissen nutzt uns in unserer heutigen Medizin. Natürlich kann dies in keiner Weise wieder gut machen, was den Menschen zu dieser Zeit angetan wurde.

Ich möchte jetzt nur mal eine etwas provokante Frage stellen: Wie weit darf man gehen, um für die Medizin und somit für die Gesundheit von allen einen Fortschritt zu erzielen?

9. Neurologie und Ethik

Für manch einen stellt sich vielleicht die Frage, was die Neurologie mit der Ethik zu tun hat. Streng genommen hat die Ethik eigentlich mit allem menschlichen Handeln in irgendeiner Art und Weise zu tun, so auch mit der Medizin und der Neurologie.

Jetzt sollten wir uns erst einmal kurz Gedanken machen, was Ethik überhaupt ist. Der Begriff Ethik geht auf Herrn Aristoteles zurück. Dieser führte diesen Begriff ein und wollte mit diesem die Wissenschaft über Gewohnheiten, Sitten und Gebräuchen bezeichnen. Ethik ist eine eigenständige philosophische Disziplin. So stellt die Ethik also einen Teil der Philosophie dar. Doch was ist dann eigentlich Philosophie? Laut Duden meint die Philosophie ein *„forschendes Fragen und Streben nach Erkenntnis des letzten Sinnes, der Ursprünge des Denkens und des Seins, der Stellung des Menschen im Universum, des Zusammenhangs der Dinge in der Welt"*.

Die Ethik ist ein wichtiger Eckpfeiler der menschlichen Gesellschaft. Hierbei muss einem jedoch bewusst sein, dass sich Ethik nicht auf richtiges oder falsches Handeln primär bezieht. Denn das was für die eine Kultur ethisch korrekt ist, muss es nicht zwangsläufig für eine andere Kultur sein. Damit stellt sich die Frage, ob es überhaupt richtiges und falsches Handeln gibt? Meistens lernen wir als Kinder die sozialen Normen und Regeln der Eltern, bzw. unserer Bezugspersonen oder manchmal auch durch das Umfeld, doch sind diese dann automatisch richtig?

Wir Menschen befinden uns in einem sozialen Konstrukt. Täglich begegnen uns Menschen und somit stellt sich die Frage in wie weit geht unsere menschliche Freiheit. Als schönes Beispiel könnte man eine alltägliche Situation aus der Straßenbahn nehmen. Der eine hört so laut Musik, dass der andere gestört ist. Hierbei kann die menschliche Freiheit nur in Bezug zu der sozialen Situation gewertet werden. Sollte man dann nicht eher von einer moralischen Freiheit reden? Bedeutet dies dann nicht aber auch im Rückschluss, dass je nachdem in welchem Umfang die

Moral in einer Gesellschaft ausgeprägt ist, auch das Freiheitsverständnis mit beeinflusst und geprägt wird?

Ethik ist die Sprache der Moral. Mit der Ethik sprechen wir über Moral. Wir reflektieren unsere moralischen Einstellungen und somit auch unser moralisches Handeln.

So weit so gut. Nun kümmern wir uns mehr um unseren Alltag und wie nun die Ethik darauf Einfluss nimmt.

10. Moralische Dilemmata

Moralische Dilemmata begegnen uns im Alltag häufiger als man vielleicht denkt. Meistens stellen sie uns vor eine Entscheidung die uns nicht leicht fällt. So kann es vorkommen, dass wir einen Normverstoß in Kauf nehmen müssen um eine andere Norm einzuhalten. Eines der bekanntesten moralischen Dilemma lautet wie folgt: Stellen Sie sich vor sie stünden an einer Weiche an einer Bahnlinie. Die Bahnlinie verläuft bergab und sie stehen an der Weggabelung. Durch Ihre Weichenstellung können Sie entscheiden in welche der beiden Richtung der ankommende Zug weiter fahren soll. Jede der beiden Strecken ist auf eine kleine Brücke gebaut und sehr schmal. Auf der einen Brücke stehen 5 Erwachsene und auf der anderen Brücke sitzt ein kleines Baby. Der Zug kommt und Sie müssten nun entscheiden in welche Richtung der Zug fahren soll. Hierbei müssten Sie einen Normverstoß für eine andere Norm eingehen. Wie würden Sie sich entscheiden?

Das so eine Situation Eintritt ist wahrscheinlich unwahrscheinlich, aber dennoch gibt dieses Dilemmata doch eine gute Vorstellung. Aber nehmen wir doch noch einmal ein paar andere Beispiele die etwas alltagsnäher sind.

Stellen Sie sich einmal vor, Sie seien der Chef einer Rehabilitationsklinik. Sie hätten nun den vollen Entscheidungsspielraum und könnten auch entscheiden in wie weit die Therapiezeiten verteilt werden. Jetzt stellt sich nun folgende Frage: Wie verteilen Sie die Zeiten auf die Patienten? Ihre Stellvertreter machen folgende Vorschläge:

1. Stellvertretender:
„Ich finde, dass jeder Patient gleich viel Therapiezeit verdient hat. Wir sollten die Zeit gleichmäßig auf alle verteilen."

2. Stellvertretender:
„Ich finde, wir sollten den Patienten Vorrang gewähren, die am schwersten betroffen sind. Sie benötigen die meiste Aufmerksamkeit.

Lieber geben wir denen mehr und den nicht so schwer betroffenen weniger Zeit."

3. Stellvertretender:
„Ich finde, wir sollten den Patienten Vorrang geben, die die besten Prognosen haben. Die, die das meiste Rehapotential haben, sollten auch die meiste Aufmerksamkeit bekommen."

Wie würden Sie sich entscheiden? Und vor allem warum entscheiden Sie sich so?

Anderes Beispiel. Stellen Sie sich vor Sie seien, falls Sie es eh nicht schon sind, eine schwangere Frau. Doch die Schwangerschaft ist ungewollt. Was nun? Abtreiben oder das neue Leben austragen? Abtreiben würde bedeuten ein neues Leben zu vernichten. Wenn aber dem Kind kein lebenswertes Leben bevorsteht? Wenn bereits pubertierende Teenager schon schwanger werden und selbst noch ein Kind sind – Wie soll ein Kind ein Baby erziehen, ohne Unterstützung? Ganz allgemein: Haben wir das Recht hier Gott zu spielen und über das Leben eines Menschen so einfach zu urteilen? Eine schwere Frage, auf die es meiner Meinung nach keine Pauschallösung gibt. Aber sollte man sich nicht auch darüber klar sein, dass man, wenn man Sex hat, etwas macht das eigentlich dazu gedacht ist ein Baby zu produzieren. Man muss über das Leben eines anderen Menschen entscheiden und kann diesen nicht einmal fragen. Würde man das überhaupt wollen?

Viele Menschen die sich, aus welchen Gründen auch immer, für eine Abtreibung entschieden haben, meinen sie könnten dies ohne Hilfe schaffen, doch so eine Entscheidung ist alles andere als leicht und braucht Unterstützung.
Manch einer sagt vielleicht, ein Ungeborenes ist noch kein Lebewesen. Erst ab der Geburt ist ein Mensch ein Mensch. Ist das „so einfach"? Ab wann zählt ein Ungeborenes überhaupt als Mensch? Ab der Befruchtung, oder aber erst ab der Geburt?

Was ist wenn die Schwangerschaft durch eine Misshandlung zustande kam? Ich finde, dass so eine Situation nochmals eine Sonderstellung darstellt.

Was ist, wen man während der Untersuchung herausfände, dass das Baby eine Behinderung hätte? Ist ein Leben mit Behinderung weniger Wert als eines ohne Behinderung? Ich meine hierzu klar nein – Leben ist Leben und von sich aus schon das wertvollste Gut des Menschen, egal welche Eigenschaften ein Mensch aufweist. Ich finde auch, dass sich diese Frage erst gar nicht stellt, wie wertvoll ein Leben ist. Oder woran wollen Sie das messen?

Was ich schade finde ist, wie leichtgläubig viele Menschen, vor allem Jugendliche, allgemein mit Sex oder dem Thema Schwangerschaft umgehen. Verstehen Sie mich nicht falsch. Beides sind wundervolle Dinge. Mal davon abgesehen, dass viele Jugendliche nur ein begrenztes Maß an Aufklärung hatten, teilweise auch aus nicht so sinnvollen Quellen, sollte man sich dennoch bewusst sein, dass beides eine hohe Verantwortung mit sich bringt. Wir haben die Fähigkeit bekommen, Leben zu schaffen. Mit dieser Macht kommt aber auch hohe Verantwortung. Wir sollten uns darüber bewusst sein und hiermit auch verantwortlicher umgehen. Wir haben nicht nur uns gegenüber eine Verantwortung, sondern auch dem neuen Leben.

Wenn wir schon bei Schwangerschaft und Sex sind – wie sieht es da mit Menschen aus die ein Handicap (hier vorwiegend auf Menschen mit einer geistigen Behinderung bezogen) haben? Haben diese ein Recht auf Sex, Liebe und Schwangerschaft? Dies ist eine heiß diskutierte Debatte und hierzu maße ich mir kein Urteil an. Ich finde nur, dass man nicht jede Situation über einen Kamm scheren kann und dass dies ebenfalls eine schwierige Frage darstellt.

Sie sehen, es gibt eine Vielzahl an Beispielen aus dem Alltag, die uns vor moralische Fragen und Dilemmata stellen. Natürlich ist dies hier nur ein kleiner Ausschnitt aus dem was uns begegnen kann.

11. Streik auf der Arbeit

Wir gehen direkt in die Verhandlungen zwischen Gewerkschaft (GS) und dem Big Boss (BB). Es geht um Gehaltserhöhungen und weniger Arbeitszeit. Die Gewerkschaft hat mit unterschiedlichen Arbeitergruppen unterschiedliche Streike geführt und somit diese Verhandlungen erzwungen. Lassen Sie uns mal hören wie diese Verhandlungen Laufen...

GS Wir verlangen eine deutlich höhere Entlohnung für unsere Mitarbeiter!

BB Das geht aber nicht. In Zeiten von Inflation, Wirtschafts- und Euro- Krise, sitzen auch uns die Glukose und der Sauerstoff nicht mehr so locker.

GS Ihnen ist doch bestimmt klar, dass der letzte Streik nur ein Warnsignal darstellen sollte und wir noch bei weitem weiter gehen können. Noch bleiben wir in fokalen Gebieten, aber das kann sich schnell ändern. Ich würde das mal so beschreiben - wir haben drei Stufen. Die erste Stufe stellt einzelne, fokale Streike dar. Wenn dann auf unsere Forderungen nicht eingegangen wird, dann kommen die zwei Stufen. Hierbei verlieren wird dann auch schon mal das Bewusstsein und gehen ordentlich auf die Barrikaden. Falls dies dann auch nicht ausreicht, dann werden wir mit allen Arbeitern streiken, das war es dann mit der Produktion.

BB Ich verstehe ja ihr Anliegen. Aber wo soll ich ihre Forderungen her nehmen?

GS Sagen sie einfach ihrer Leber, sie soll mehr Glukose aus ihrem Speicher hergeben und der Lunge und dem Herzen, sie sollen 10% mehr arbeiten.

BB Sie meinen wohl, die sollen mehr arbeiten, damit sie mehr Entlohnung bekommen.

GS Ja.

BB Dann dauert es nicht mehr lang und dann sind die mir auch auf den Barrikaden und dann fordern die was.

GS Das ist nicht unser Problem. In der Zwischenzeit, in der sie überlegen, folgt von unserer Seite der nächste Streik. Im Moment kommt der Initialschrei, um zu signalisieren, dass es jetzt losgeht und dann wird das mal ein schöner generalisierter Streik. Nach dem Schrei schalten wir das Bewusstsein aus, lassen den Körper zusammenfallen und dann können sie ja mal sehen was das für sie bedeutet. Drei klare Phasen – tonisch – klonisch – postikal. Schnell und effektiv.

BB Okay, okay. Lassen sie uns nochmal reden.

GS Sehen Sie, ist doch gar nicht so schwer.

BB Also wie wäre es mit 5% Lohnerhöhung statt 10%.

GS Okay, dann machen wir auch nicht den Grand- mal Streik, sondern nur den Petit- mal. Es muss ja alles in Relation bleiben. Sie geben nur 5 %, dann schalten wir auch einen Gang zurück und sie bekommen nur kurze und leichte Bewusstseinsverluste und wir die 5%.

BB Das ist unfair.

GS Ich habe nie gesagt, dass das ganze Fair wird.

BB Und was wäre, wenn ich sie alle einfach feuern würden und neue einstellen?

GS Neue gibt es nun mal nicht bei uns. Es gibt nur in manchen Bereichen neue Mitarbeiter, aber diese könnten niemals alles machen. Tja, da müssen sie wohl auf unsere Forderungen eingehen.

BB Es gibt da noch eine andere Möglichkeit.

GS Wie meinen Sie das?

BB Nun, ich nehme ihnen einfach jegliche Möglichkeit einen Streik auszulösen. Ein paar Fieber- Hemmer, eine starke, dunkle Brille gegen Lichtreize, ein paar Aufputschmittel, … und ein paar Antiepileptika.

GS Nein, das ist unfair.

BB Ich habe nie gesagt das ich fair bin. Ach und wenn wir gerade dabei sind. Sie sind gefeuert und alle anderen Mitarbeiter bekommen nun 10% weniger Gehalt für dieselbe Arbeitszeit.

Tja, so schnell kann es gehen. Aber die Verhandlungen sind noch lange nicht vorbei. Hier schenken sich beide Parteien einfach nichts.

Hierbei ging es um die Epilepsie. Bei der Epilepsie entladen sich Neurone unkontrolliert und pathologisch. Dies kann fokal bedingt sein oder generalisiert auftreten. Vergleichbar ist dies wie mit einem Streik. Nur machen die Neuronen dies nicht bewusst. Aber dennoch geben diese für die Zeit des Anfalls ihre Arbeit auf. Es gibt unterschiedliche Formen der Epilepsie und auch in unterschiedlichen Schweregraden. Zu den wichtigsten Auslösern eines epileptischen Anfalls zählen, starke Lichtreize, Fieber und Schlafentzug.

Für manche Menschen mit Epilepsie gibt es speziell ausgebildete Hunde. Diese können unterschwellige Anzeichen eines Anfalles wahrnehmen, bevor dieser „ausbricht". Dadurch kann sich das Herrchen/ Frauchen in Sicherheit bringen.

Die Thematik Tiere in die Therapie mit einzubauen, ist weit verbreitet. Es gibt Blindenhunde, Delphintherapie, …. Das Angebot wächst und die tiergestützte Therapie genießt eine wachsende Beliebtheit. Das diese Form der Therapie unterstützend sein kann und den Klienten helfen kann, soll hier nicht in Frage gestellt werden. Allerdings muss man sich hierbei auch immer über eines im Klaren sein. Nicht jedes Tier ist für die Therapie geeignet und teilweise müssen Tiere vieles über sich ergehen lassen. Zum Teil werden den Tieren Instinkte und Verhaltensweisen abtrainiert, damit sie in der Therapie eingesetzt werden können. Hier stellt sich dann eindeutig die Frage nach dem Tierschutz. Natürlich darf man nicht alle „über einen Kamm scheren", aber man sollte sich dennoch mit dieser Thematik auseinandersetzen.

12. Problem am weißen und roten Fluss

Im ersten Kapitel wurde bereits vom weißen und roten Fluss gesprochen. Beide zählen zu den beeindruckensten Naturwundern die es in diesen Landen gibt. Doch leider schafft es auch hier der Mensch, der Natur zu schaden. Wie? Dafür gibt es eine Vielzahl an Möglichkeiten. Nun es gibt auch Varianten, die jetzt nicht direkt etwas mit dem Menschen zu tun haben, bzw. wofür der Mensch etwas kann. Trotzdem vergisst der Mensch oft eine Sache: Die Natur kann ohne den Menschen existieren, aber der Mensch nicht ohne die Natur.

Wir fahren mit einem Naturschützer raus zum weißen Fluss und wollen schauen wo es klemmt, bzw. wo es Schäden gibt und schauen ob wir etwas tun können. Dafür müssen wir zuerst einmal zum Anfang des weißen Flusses kommen. Sie haben sicherlich schon gehört, dass es da eine magische Stelle gibt, an der der rote in den weißen Fluss übergeht. Genau dorthin wollen wir hin und von dort aus den weißen Fluss entlang. Als wird dort ankamen, sieht alles noch soweit ganz gut aus. Wie schauten uns noch einmal gründlich um, aber nichts zu sehen. Deshalb ließen wir uns Floß zu Wasser und fuhren Fluss abwärts. Doch es sollte nicht lange dauern, bis wir auf die ersten Schäden treffen werden. Es waren die Schwachstellen, an den schmalen Übergängen, zwischen den inneren Kammern. Hier staut es sich. Alles Mögliche liegt hier rum und blockiert den reibungslosen Fluss. Das staut sich bis nach hinten in die großen Kammern. Diese sind schon richtig erweitert und das Wasser ist dort deutlich gestiegen.

Wir versuchten die Blockade zu lösen, aber es gelang uns nicht richtig. Deshalb hatten wir eine andere Idee. Wir legten eine Art Schlauch, um den Engpass herum. Das Wasser hatte somit die Möglichkeit einen Umweg zu nehmen und muss sich nicht mehr so stark stauen. Dies hatte seine Wirkung und wir konnten weiter fahren.

Doch es dauerte auch hier nicht mehr wirklich lange bis die nächste Blockade uns den Weg versperrte. Wir fuhren raus aus den Höhlen hinaus ins freie Feld, in Richtung des Überganges, wo das Weiße wieder zum Roten wird. Hier hat es sich erneut gestaut. Auch hier liegen wieder alle möglichen Dinge im Wasser und blockieren den Abfluss. Diesmal konnten wir das Ganze aber glücklicherweise etwas schneller lösen, als bei der letzten Blockade. Im Allgemeinen ist uns aufgefallen, dass es immer ein Ungleichgewicht zwischen Produktion und Abfluss gab. So konnte der weiße Fluss meist ungehindert aus dem roten Fluss gefiltert werden, aber beim Zurückfließen gab es dann Hindernisse. Jetzt da wir mit dem weißen Fluss fertig waren und die Stauungen wieder behoben waren, können wir uns dem roten Fluss widmen. Hier ist es ehrlich gesagt etwas komplizierter, als beim weißen Fluss.

Der rote Fluss ist riesig und hat eine Unmenge an Wasserstraßen, die kaum an einem Tag von uns kontrolliert werden konnten. Für uns sind die Querverbindungen immer eine wichtige Stelle. Sie sorgen für eine Art Notversorgung, falls mal eine Verstopfung auftauchen sollte. Wir fuhren an mehreren Tagen auf- und ab. Den ganzen roten Fluss entlang und haben einige kleine Verstopfungen gesehen und behoben. Nicht jede kleine Verstopfung muss gleich zu etwas schlimmen führen. Meist sind es erst die größeren Verstopfungen. Manchmal kommt es aber auch zu einem riesigen Regenfall, also zu einer Art Unfall, wodurch die Deiche brechen und das rote Wasser überläuft. Dies hat ebenfalls große Folgen für die Funktionalität des gesamten Systems. Der rote Fluss ist sehr wichtig, denn durch ihn werden viele Dörfer mitversorgt. Wenn der Fluss einmal versiegen sollte oder an manchen Stellen überlaufen würde, dann würden viele Bewohner der Dörfer zugrunde gehen. Für eine Verstopfung kann es Vorboten geben. Viele Wanderer die dem Fluss entlang gehen, haben immer ein Auge auf den Fluss und können die Dorfbewohner vorwarnen. Allerdings ist dies kein bewährtes, bzw. dauerhaftes Mittel.

13. Hydrocephalus und Apoplex

Beide haben mit dem weißen und roten Fluss zu tun. Na raten Sie mal welcher, welcher ist? Richtig! Ich weiß, zwar nicht welchen Sie ausgewählt haben, aber ich nehme immer das Beste von meinen Lesern an.

Also beginnen wir mit dem weißen Fluss. Es gibt verschiedene Formen vom Hydrocephalus. Meistens gibt es aber immer dasselbe Problem, nur an unterschiedlichen Orten. Es liegt in der Regel eine Verstopfung vor. Stellen Sie sich vor, Sie würden ins Bad kommen und sehen, dass das Becken schon wieder vollgelaufen ist. Ihr Partner hat mal wieder seine Haare im Becken gewaschen und dadurch den Abfluss verstopft. Jedes Mal wenn sie nun Wasser andrehen, wird der Wasserstand im Becken höher. So ähnlich ist es im Gehirn. Die Produktion läuft in gleichmäßigem Rhythmus. Wenn nun irgendwo eine Verstopfung vorliegt, dann gibt es einen Rückstau. Dieser kann dazu führen, dass die Liquorräume größer werden. Bei kleinen Babys ist das erst mal nicht so dramatisch, denn bei ihnen sind die Fontanellen vom Schädel noch nicht zusammengewachsen und dadurch können sich die Liquorräume und die Hirnsubstanz ausbreiten, ohne auf Widerstand zu treffen. Bei Erwachsenen, mit zugewachsenen Fontanellen ist das hingegen nicht so praktisch. Der erhöhte intrakranielle (innerhalb des Schädels) Druck kann unbehandelt zu Einklemmungssyndromen und somit bis hin zum Tod führen.

Bei einem Hydrocephalus liegt also in der Regel ein Ungleichgewicht zwischen Produktion und Abfluss vor. Um dies zu behandeln wird meist ein so genannter „Shunt" gelegt. Im Prinzip ist das nichts anderes wie ein kleiner Schlauch der als eine Art Beipass die Blockade umgeht und somit den Liquor wieder fließen lässt.

Dann kommen wir zum Apoplex. Apoplex ist die Bezeichung für einen Schlaganfall. Erst mal vorneweg möchte ich eines sagen. Teilweise ist die „Verniedlichungsform" vom Schlaganfall verbreitet. Man hört dann so Aussprüche wie: „Ich hatte ein Schlägchen". Diesen Ausdruck kann ich persönlich nicht leiden. Ein Schlaganfall ist eine ernste Sache und sollte nicht durch so einen Ausdruck verharmlost werden.

Aber zurück zum Apoplex. Der Apoplex tritt sehr häufig auf und zählt auch zu den häufigsten Todesursachen. Ein Apoplex kann letztendlich durch zwei Möglichkeiten entstehen. Zum einen durch eine Ischämie (Unterversorgung mit Blut) oder durch eine Blutung. Eine Ischämie kann durch Vorboten auftauchen, oder aber auch direkt seinen Schaden anrichten. Bei einer Ischämie bekommen die Anastomosen (Querverbindungen der Arterien als Notfallversorgung) eine Sonderstellung. Die Ausprägung der meisten Anastomosen ist bei jedem Menschen unterschiedlich stark. Es ist möglich, dass jeder von uns einen kleinen Schlaganfall hat, ohne dies überhaupt zu merken, da die Anastomosen eine Weiterversorgung gewährleisten. Man sollte somit die Anastomosen schätzen lernen. Wenn nun doch mal ein kompletter Verschluss vorliegt, dann fallen relativ schnell die Funktionen des eigentlich zu versorgenden Gebietes aus. Manch einer hat dies vielleicht schon erlebt, oder beobachtet. Wenn zum Beispiel Teile der a. cerebri media der linken Seite ausfallen würden, dann könnte es sein, dass z.B. die Sprache aussetzt, oder eine Seite gelähmt ist. In solchen Fällen sollte schnell gehandelt werden und ein Rettungsdienst verständigt werden. Die Geschwindigkeit macht hierbei viel aus. Umso schneller der Verschluss behandelt werden kann, umso weniger Folgeschäden sind i.d.R. zu erwarten. Man muss sich das wie folgt vorstellen: Jede Zelle hat einen Funktions- und einen Strukturstoffwechsel. Der Funktionsstoffwechsel sorgt dafür, dass die Zelle ihre Funktion ausüben kann. Der Strukturstoffwechsel sorgt dafür, dass die Zelle am Leben bleibt. Wenn nun ein Verschluss vorliegt, dann wird das dadurch nicht versorgte Gebiet unterschiedlich stark beschädigt. Es gibt eine Art „Kerngebiet" indem beide Stoffwechsel ausfallen. Drum herum gibt es noch eine so genannte Penumbra (= das Gebiet direkt um das Schädigungsereignis). In diesem Bereich ist lediglich die Funktion ausgefallen, aber die Struktur bleibt noch erhalten. Jedoch geht auch hier immer mehr zugrunde wenn man nicht schnell etwas dagegen macht. Sie können sich das auch wie ein brennendes Zimmer im Haus vorstellen. Dieses Zimmer stellt das Kerngebiet dar. Hier ist nun alles zu spät, selbst wenn man das Feuer gelöscht bekommt, muss man neu renovieren. Allerdings ist das restliche Haus noch soweit in Takt, auch wenn man nicht mehr darin wohnen kann (das Feuer ist ja noch an). Wenn man nicht schnell genug löscht, dann brennt das ganze Haus nieder, wenn man aber schnell genug löscht, dann kann man noch Teile des Hauses retten. So ähnlich ist es mit dem Infarkt.

Die Folgen eines Schlaganfalles sind so vielseitig wie die Einflussfaktoren auf die Ausprägung eines Schlaganfalls. Letztendlich muss man sagen, dass unser Gehirn eine unglaubliche Fähigkeit hat sich selbst zu reparieren. Dies geht alles auf das Konto der Neuroplastizität. Die Aufgabe der Reha nach einem Schlaganfall liegt darin, dem Gehirn dabei zu helfen sich neu zu organisieren. Dieser Aspekt wird manchmal etwas falsch verstanden. Ein Therapeut kann selbst im Gehirn nichts machen. Das Gehirn startet von sich aus Reparationsprogramme. Diese würden stattfinden, auch ohne Therapie. Allerdings nimmt das Gehirn nicht immer den besten Weg. Hier kommen dann die Therapeuten ins Spiel. Durch gezielte Übungen kann man dem Gehirn eine Richtung zeigen, wie es arbeiten soll, aber die Arbeit macht letztendlich das Gehirn selbst. Dennoch soll klar erwähnt sein, wie wichtig eine Reha nach einem Schlaganfall ist.

E. Ein lehrsames Interview mit dem Gehirn

1. Einleitung

Die Neurowissenschaften stellen eine Disziplin dar, die versucht, die Tiefen des Gehirns zu erforschen und es von Grund auf zu ergründen. Das Gehirn wird von vielen Fachleuten als das komplexeste Gebilde, bzw. System in unserem Universum angesehen.

Ein neuer Bereich der Neurowissenschaft beschäftigt sich mit der sogenannten „Neurodidaktik". Vereinfacht ausgedrückt meint die Neurodidaktik das Lernen gehirngerecht zu machen, indem man neurowissenschaftliche Kenntnisse nutzt und dadurch das Lernen, bzw. den Lernvorgang effizienter gestaltet.

In den letzten Jahren haben sich viele Neurowissenschaftler mit diesem Gebiet beschäftigt, wollten herausfinden, was im Gehirn beim Lernen passiert, welche Faktoren auf das Lernen Einfluss haben und wie man Lernsituationen gestalten sollte. Genau diese Gebiete aber waren bisher die Tätigkeitsfelder anderer Berufsgruppen. Somit hat sich aus Sicht dieser Berufsgruppen eine Art „Eindringen" der Neurowissenschaftler entwickelt, was zu Konflikten führte. Denn bisher waren Themen wie Lernen, Pädagogik und Unterrichtsgestaltung, Hoheitsgebiete der Pädagogen. Aber nicht nur die Pädagogen auch viele andere Disziplinen fühlen sich durch die Neurowissenschaften bedrängt. Dazu zählen, z.B. auch die Psychologen und Erziehungswissenschaftlern.

Dieser „Kampf der Berufe" hat sich zum Glück wieder ein wenig gelegt und man ist, aus Sicht aller, zu dem weißen Schluss gekommen, dass sich die Berufsgruppen besser helfen sollten, als sich zu „bekriegen". Denn jede Berufsgruppe hat seine Berechtigung und seinen wertvollen Beitrag. Wenn alle gemeinsam – interdisziplinär – arbeiten erreicht man wesentlich mehr.

Um herauszufinden wie Lernen funktioniert habe ich mir einen Experten zu einem Interview eingeladen. Es ist jemand, der sein Leben lang mit diesem Thema konfrontiert wird und Experte auf seinem Gebiet ist. Sie kennen ihn bestimmt alle, es wird viel über in geredet, aber nur wenige reden mit ihm. Es ist unser Gehirn höchst persönlich.

Für ein solches Thema sollten wir zum Kern gehen und direkt dort nachfragen, wo lernen stattfindet. Das Gehirn muss es am besten wissen, denn es geht ja schließlich auch um ihn.

Aus diesem Grunde ist folgendes Interview entstanden. Das Interview ging über mehrere Tage, daher gibt es nach einigen Fragen, immer mal wieder eine Unterbrechung. Sie verstehen sicher, dass das Gehirn sehr gefragt ist und sein Terminkalender dementsprechend voll ist. Die Pause werde ich dafür nutzen, nochmals das Wichtigste Revue passieren zu lassen oder ein paar Schlussfolgerungen zu nehmen.

Ein Interview mit dem Gehirn (HG)
von Fritz Frageblitz (FF)

FF Herr Gehirn, vielen Dank, dass Sie sich zu diesem Interview bereit erklärt haben. Es ist für mich eine Ehre Sie einmal persönlich zu treffen.

HG Hallo Herr Frageblitz. Sehr gerne komme ich zu Ihnen. Mir haben ihre Reportagen und ihre Interviews immer sehr gut gefallen und ich muss sagen, dass es für mich heute etwas ganz Besonderes ist hier zu sein.

FF In den letzten Jahren ist der Begriff Neurodidaktik immer mehr in den Vordergrund der Aufmerksamkeit gerückt. Welche Bedeutung hat dies für Sie?

HG Nun, zuerst einmal muss ich sagen, dass ich es nur befürworten kann, dass man sich mit dem gehirngerechten Lernen auseinandersetzt. Sie müssen sich einmal vorstellen mit welchem Wirr- Warr ich teilweise konfrontiert werde und aus dem ich dann ein paar sinnvolle Zusammenhänge heraussuchen soll. Es ist nicht einfach dort den Überblick zu behalten. Deshalb finde ich es gut, dass man sich mit mir beschäftigt und versucht herauszufinden wie man mir beim Lernen helfen kann. Die andere Frage, ob man nun den Begriff Neurodidaktik braucht oder nicht, oder ob man das Ganze anders nennt, ist mir prinzipiell egal. Mir ist nur wichtig, dass etwas passiert.

FF Was würden Sie aus Ihrer Sicht sagen, sollte man beim Lernen beachten, bzw. was sollte man erst einmal grundlegend über das Lernen lernen?

HG Das ist eine sehr gute Frage und ich muss gestehen, Sie sind der Erste der mir diese Frage stellt. Ich werde versuchen diese Frage nun erst einmal etwas globaler zu beantworten, denn wir werden sicherlich in unserem Gespräch noch mehrfach darauf zurückkommen. Lernen ist ein aktiver Prozess. So kann man sich auch nicht einfach in den Unterricht setzen und meinen wenn man herauskommt, dann hätte man das gesamte Wissen der Unterrichtsstunde bereits gelernt. Sie müssen sich einmal vorstellen wie es mir dabei geht. Man verlangt von mir, dass ich an tausend Dinge denke, nur nicht dem Unterricht folge und dann soll ich trotzdem alles mitbekommen haben. Ich bin zwar gut, aber nicht so gut. Lernen muss man aktiv, möglichst sollte man mir viel Möglichkeit geben mit den neuen Lerninhalten zu experimentieren und zu hantieren. Ich möchte dies mal kurz an dem Puzzlebeispiel erläutern. Ich habe bei mir ein großes Puzzle aus tausenden Puzzleteilen. Jedes Puzzleteil steht für eine Funktion, bzw. für einen Wissensbaustein. Wenn ich nun neue Lerninhalte bekomme, also neue Puzzleteile bekomme, dann benötige ich Zeit um herauszufinden, wo ich dieses Puzzlestück anbauen kann. Bei dieser Mengen an Puzzleteilen im mir, wird es keine leichte Aufgabe. Genau hierfür ist es wichtig, viel und vor allem sich aktiv mit der neuen Thematik auseinander zu setzen. Ein weiterer wichtiger Punkt liegt darin, dass ein neuer Lerninhalt an einen Alten passen muss. Ich kann sonst mit einer Information, einem Puzzleteil nichts anfangen.

FF Jetzt hätte ich noch eine Frage, bevor wir in unsere erste Pause gehen. In einigen Veröffentlichungen gibt es Gerüchte das Sie süchtig nach dem Lernen sind. Was ist an diesem Gerücht dran?

HG Da muss ich leider zugeben, dass Sie Recht haben. Dieses Laster habe ich schon seit ich geboren wurde. Genau genommen schon früher, aber was soll ich sagen. Ich kann nicht anders, ich muss einfach lernen und wenn ich mal versuche es nicht zu tun, halte ich es in der Regel kaum ein paar Minuten durch. Es ist schwer, aber ich finde es ehrlich gesagt nicht so schlimm.

FF Ich bedanke mich, für das heutige Interview und freue mich auf den morgigen Teil.

HG Ich danke auch.

FF Wahnsinn, ein Interview mit dem Gehirn. Wenn mir das nicht einen Preis bringt, dann weiß ich auch nicht. Aber ich darf mich jetzt nicht von meiner Freude abbringen lassen. Ich muss mich auf morgen vorbereiten. Schließlich kommt morgen eine etwas tiefgründigere Thematik auf.

2. Die Tiefgründigkeit des Gehirns

FF Guten Morgen Herr Gehirn. Haben Sie gut geschlafen?

HG Guten Morgen. Ja, das habe ich, wobei man das bei mir nicht unterschätzen darf. Denn ich muss auch im Schlafen lernen.

FF Wie meinen Sie das?

HG Nun, ich arbeite rund um die Uhr. Tagsüber nehme ich neue Informationen, neue Puzzleteile von außen auf und lege die bei mir in meinem Lager (dem Hippokampus) ab. In der Nacht habe ich dann die Zeit nochmal das Lager durchzuforsten und die neuen Puzzleteile heraus zu kramen und dann zu puzzeln. Mein großes Puzzle liegt in meinem Langzeitspeicher dem Cortex. Dort übertrage ich dann die neuen Puzzleteile und suche nach dem richtigen Andockpunkt. Sie müssen Sich vorstellen, dass ich tagsüber neben dem Lernen ja auch noch andere Aufgaben zu erledigen haben und mich nicht um das Puzzeln kümmern kann. Was denken Sie wie mir mein Körper auf den Kopf steigen würde, wenn ich tagsüber puzzeln würde. Da wäre die Hölle los.

FF Ich dachte immer das Schlafen hätte vorwiegend regenerative Funktion?

HG Ich sage es mal so – es passiert vielerlei im Schlaf. Zum einen, da haben Sie schon recht, passieren viele regenerative Prozesse. Diese sind aber vorwiegend für den Körper gedacht. Ich habe da eher die Aufgabe das neu Gelernte abzuspeichern. Da fällt mir gerade etwas ein. Haben Sie schon mal versucht einige Tage am Stück aufzubleiben?

FF Nein. Meistens bin ich zu müde und falle dann ins Traumland.

HG Es ist auf jedenfall so, dass wenn man längere Zeit nicht mehr schlafen war, das ich so langsam anfange zu streiken. Denn mein Lager wird immer voller und voller, meine Arbeit steigt und dabei kann ich das alles nicht mehr leisten. So fängt auch die Gedächtnisleistung an zu schwinden bei langem Schlafentzug.

FF Ok, danke für diesen interessanten Exkurs in die Welt des Schlafes. Nun aber zurück zu meinen Fragen. Jetzt haben wir ja schon ein, zwei Dinge über die Funktionsweise gehört, doch was passiert eigentlich auf der untersten Ebene, also bei den Neuronen, bei einem Lernvorgang?

HG Das ist gar nicht so einfach und schnell zu beantworten. Nun, wichtig ist erst einmal zu wissen, dass meine Neurone, meine kleinen Arbeiter ständig im Einsatz sind und auch ständig im Umbau. Meine Mitarbeiter sind alles Teamspieler. Sie raffen sich zu kleinen Netzwerken zusammen und erledigen so die Arbeit für mich. Die Thematik des Großmutterneurons ist immer noch bei den Forschern heiß diskutiert und …

FF Verzeihen Sie bitte, wenn ich Sie unterbreche. Was ist ein Großmutterneuron?

HG In der Neurowissenschaft wird schon seit langer Zeit über die Existenz von Großmutterneuronen diskutiert. Die Theorie die dahinter steckt, meint eine Art 1 zu 1 Übertragung von äußeren Reizen zu einem inneren Abbild. Das bedeutet, dass z.B. ein einziges Neuron, eine einzige Sache repräsentiert, also aktiv wird wenn diese Sache auftaucht. Wenn also nun Ihre Großmutter auftauchen würde, dann sollte nach diesem Konzept, ein einziges Neuron feuern. Allerdings ist dieses Konzept nur zum Teil korrekt. Es gibt Hinweise darauf, dass es Großmutterneurone gibt und es stimmt, dass es Neurone gibt, die Einzelheiten repräsentieren. Allerdings sind das in der Regel nicht so komplexe Konstrukte wie eine Großmutter. Nehmen wir hierzu nochmal ein Beispiel zur Hilfe. Sie sehen einen roten Farbton, für genau diesen Farbton wird ein Neuron feuern, dann sehen sie noch einen Komplex an Ecken und Kanten, für die jeweils wieder ein Neuron feuert und sie hören einen Ton für den wiederum auch ein Neuron feuert. Zwar repräsentiert jeweils ein Neuron, eine dieser „Dinge", doch erst in der Verbindung des ganzen ergibt sich ein Feuerwehrauto. Zudem muss einem klar sein, dass ich ziemlich vernetzt bin und somit nie im Alleingang arbeiten kann. Die Gefahr bei einer

Zerstörung wäre sonst zu groß. Trotzdem besteht die Möglichkeit, dass ein Großmutterneuron auf einer höheren kognitiven Ebene existiert.

FF In einer Ausgabe einer neurowissenschaftlichen Zeitung, habe ich den Spruch, „Use it or lose it" gelesen. Was steckt dahinter?

HG „Use it or lose it" meint ein allgemeines Prinzip, dass ich eingeführt habe. Es geht hierbei darum, dass ich mit geringen Ressourcen auskommen muss und alles was ich nicht mehr brauche, wird aktiv zerstört. Sozusagen nach dem Motto „Alles was keine Miete zahlt muss raus."

FF Dann sind sie sozusagen ein Anti- Sammler, oder?

HG So könnte man das ausdrücken.

FF Könnten Sie uns nochmal einen kurzen Einblick in die Kommunikation ihrer Mitarbeiter geben, bzw. uns erklären welche Führungsstile sie anwenden?

HG Gerne. Ich bin ein Freund der Struktur und der Ordnung. Bei mir existiert nie Chaos. Wenn zwei meiner Arbeiter, zwei meiner Neurone miteinander kommunizieren, dann sollen diese es über bestimmte Stoffe tun, den so genannten Neurotransmittern. Diese nonverbale Form der Kommunikation ist unproblematischer, als verbale Kommunikation. Es ist unmissverständlicher und sorgt für eine klare Kausalität. Das eine Neuron schickt, nachdem es erregt wurde einen Neurotransmitter in die Synapse, und dieser wird von Rezeptoren auf der anderen Seite wahrgenommen. Dies sorgt dann wiederum für eine Erregung oder Hemmung. Sehr simpel. Es ist eine Art alles oder nichts Prinzip. Dies kann ich nur befürworten. Dieses „komm ich heute nicht- komm ich morgen" und dieses hin und her Gemache, kann ich nicht leiden. Außerdem würde es bei mir in der Abteilung auch überhaupt nicht funktionieren.

FF Das klingt ja sehr interessant. Welche Faktoren haben denn alles Einfluss auf ihre einzelnen Arbeiter, wenn diese miteinander kommunizieren und arbeiten?

HG Das ist eine gute Frage. Hierfür sollten wir uns erst einmal ein kleines Beispiel vorstellen. Es ist ein Freundschaftsessen geplant. Insgesamt treffen sich sechs Freunde. Jeweils drei wohnen in einer WG, etwa 5 km voneinander entfernt. Sie haben vereinbart immer abwechselnd zu der anderen WG zu kommen, wenn sie sich zum Freundschaftsessen treffen. Die gastgebende WG kümmert sich immer ums Essen. Da es bei sechs Leuten immer schwer ist etwas zu kochen das allen gleich gut schmeckt, haben die gastgebenden WG- Teilnehmer immer den Vorrang bei den Essenswünschen. Die drei gastgebenden WG- Teilnehmer teilen sich das Essen und deren Arbeit auf. Einer kümmert sich um die Vorspeise, einer um den Hauptgang und einer um die Nachspeise. So, nun ist es soweit – die Gäste kommen. Es werden die Speisen angerichtet und wie es so üblich ist, isst man immer nur soviel, wie einem auch schmeckt, bzw. wenn einem etwas nicht schmeckt, dann lässt man es stehen. Von den Gästen schmeckt es pro Gang immer nur einem richtig gut, einem gar nicht und einem so halb. Das bedeutet, pro Gang gibt es einen der sich sehr über das Essen freut. Dieses Beispiel hat sehr viel Ähnlichkeit mit einem vereinfachten Nervenzell- Netzwerk. 6 Neurone, die miteinander verbunden sind. Die drei Gäste bilden den Output und die drei Gastgeber den Input. Die Gastgeber servieren den „Input" und je nach Gast ist der „Output" dementsprechend. So wird dafür gesorgt, dass jeder Input nur zu einem Output führt. Ok, und jetzt zu den beeinflussenden Faktoren. Nehmen wir wieder unser Beispiel zur Hand. Zuerst einmal ist es entscheidend welche Zutaten die Gastgeber überhaupt auf dem Markt bekommen und wie diese Zutaten überhaupt dem Gastgeber schmecken. Nur wenn der Gastgeber überhaupt etwas Gutes findet, wird es überhaupt zu seinem Gang kommen. Dann ist als nächster wichtiger Faktor, die zwischenmenschliche Beziehung zwischen Gastgeber und Gast. Wenn man den Gastgeber z.B. sehr mag, dann „würgt" man das essen schon eher runter, als wenn einem der Gastgeber egal ist. Dann natürlich kommen noch die Essensvorlieben der Gäste hinzu. Ob denen das servierte Essen schmeckt oder nicht und ob sie sich nicht von den vorhergegangenen Gängen schon den Magen verdorben haben. Als letzter Punkt kommt es dann darauf an, wieviel letztendlich dann gegessen wird. Egal ob es schmeckt, oder nicht. Sie sehen Herr Frageblitz, es ist wie bei den Menschen – kompliziert.

FF Wow, ja da haben Sie Recht. Tja, wo Menschen sind da „menschelt" es eben und wo Neurone sind, da „neuronelt" es eben. Jetzt hätte ich dazu noch eine Frage. Wie schaffen Sie es aber das Ganze so schnell hinzubekommen? Ich meine das was Sie hier alles erzählen klingt nach sehr vielen Rechenschritten, oder?

HG Das Geheimnis liegt in der Parallelität. Wenn ich z.b. ein neues Muster erkennen soll, dann machen meine Arbeiter alle Arbeitsschritte parallel zu einander. So sparen wir eine Menge Zeit. Wenn mal ein Muster etwas komplexer ist, dann brauchen wir lediglich mehr Arbeiter, aber es dauert trotzdem gleich lange. Dies bedarf einer hohen Abstimmung, aber wie schon gesagt, bei mir herrscht Zucht und Ordnung.

FF Was sagen eigentlich ihre Arbeiter dazu? Sind diese mit Ihnen als Chef zufrieden?

HG Meine Arbeiter haben da nicht viel zu melden. Sie bekommen von mir alles was Sie brauchen, aber mehr auch nicht. Man sollte in Zeiten von Ressourcenknappheit nicht seine Mitarbeiter verwöhnen. Sehen Sie es ist wie beim Lernen auch. Wenn Sie am wenigsten mit einer Gehaltserhöhung rechnen, bekommen Sie eine. Das sorgt für einen positiven Lernerfolg. Ansonsten bekommen meine Mitarbeiter das was sie brauchen Glukose und Sauerstoff. Ich muss aber gestehen, ich habe schon von Kollegen gehört, also von anderen Hirnen, die da nicht so viel Erfolg hatten wie ich. Bei denen sind die Mitarbeiter sozusagen aufs Dach gestiegen und haben Rebelliert oder gestreikt. Man nennt so einen Rebellion/ Streik in unserem Fachkreis auch einen epileptischen Anfall. Die Mitarbeiter machen was sie wollen und tanzen aus der Reihe, ohne Struktur und Ordnung. Keine schöne Sache.

FF Dann hoffen wir mal für Sie, dass so etwas bei Ihnen und Ihren Kollegen nicht vorkommen wird.

HG Danke, das hoffe ich auch nicht.

FF Eine weitere, viel diskutierte Frage liegt in der Neurogenese, bzw. in der Neuronenneubildung. Gibt es bei Ihnen so etwas wie eine Geburtenregelung?

HG Das ist eine interessante Frage. Ich persönlich finde es immer amüsant zu sehen, wie sich viele Forscher den Kopf darüber zerbrechen, wie ihr Gehirn, also ich, funktioniere und dabei könnten sie mich doch einfach mal fragen. Naja, aber Verzeihung - zurück zu Ihrer Frage. Ich nehme an, dass wir später noch einmal auf die Neuronenneubildung während der Gehirnreifung sprechen werden, deshalb werde ich mich hier vorwiegend auf das adulte (= erwachsene) Gehirn beschränken. Es ist so, dass es tatsächlich Orte bei mir gibt in denen eine Neuronenneubildung stattfindet. Wie das genau funktioniert, darauf möchte ich nicht weiter eingehen und auf die Fachliteratur „Bienchen und Blümchen" vs. „Neuron und Gliazelle" verweisen. Ein kleiner Scherz am Rande. Aber die Neuronenneubildung gibt es wirklich, z.B. im Hippokampus. Im Cortex, der Hirnrinde findet allerdings keine Neurogenese statt. Die nachwachsenden Neuronen d. Hippokampus werden auch für den Lernvorgang benötigt.

FF Sie hatten vorhin das Wort Repräsentation erwähnt. Was bedeutet dieses Wort, in Bezug zu ihren Arbeitern, den Neuronen?

HG Nun, eine Repräsentation ist eine Art Korrelat des Gehirns zur Außenwelt. Wenn z.B. ein ganz bestimmter Reiz in unserem Blickfeld auftaucht, dann feuert ein ganz bestimmtes Neuron. Dieses Neuron feuert immer dann und nur dann, wenn genau dieser Reiz auftaucht. Somit könnte man sagen, dass dieses Neuron diesen Reiz repräsentiert.

FF Was wird denn alles in Ihnen repräsentiert?

HG Im Prinzip alles. Angefangen von simplen Reizen bis hin zum komplexen Mustern wie Gefühlen, Vorstellungen, usw. Diese Größe der Repräsentation bestimmt die Komplexität und die Anzahl der beteiligten Neuronen und Nervenzell- Netzwerken. Genau genommen, wird die Information gar nicht in den Neuronen, sondern zwischen den Neuronen in den Synapsen gespeichert, durch verschieden Synapsenstärken.

FF Wie muss man das verstehen?

HG Greifen wir hierzu nochmal das Beispiel der Gastgeber und der Gäste auf. Um herauszufinden wie die zwischenmenschliche Beziehung zwischen den einzelnen Parteien ist, muss man nur die Menge des gegessenen Essen berücksichtigen. Das ist zwar ein einfaches Beispiel aber trotzdem ist da vieles dran.

FF Meinen Sie wirklich man kann eine zwischenmenschliche Beziehung anhand der Menge an gegessenem Essen fest machen.

HG Ja.

FF Wirklich?

HG Nein, das war ein Scherz. Dieses Beispiel war lediglich eine Metapher und sollte auch so verstanden werden. Einen 1 zu 1 Bezug zu unserem Alltag sollte es nicht darstellen. Dennoch muss ich sagen, dass diese Metapher auch noch ein bisschen Wahrheit mit sich bringt. Zumindest bei frisch verliebten Pärchen. Als frisch Verleibter, macht dich die Liebe blind und lässt dich Dinge tun, die du unter Normalzustand nicht einmal erwogen hättest. Aus Liebe isst man sogar Dinge, die man sonst noch nicht einmal angesehen hätte. Wenn dann die erste Verleibtheit verklungen ist wird sich dies auch wieder relativieren und es wird nur noch das gegessen was man mag, oder? Gut jetzt könnte manch einer sagen, ich bin nur ein Gehirn, was weiß ich schon. Doch haben meine Ansichten nicht auch ein bisschen Wahres?

FF Das mag sein. Doch geben Sie der Liebe dann gar keine Chance?

HG Natürlich. Doch schauen Sie sich einmal die heutigen Beziehungen an. In der Phase der ersten Verliebtheit versucht man so zu sein, wie es dem anderen gefällt. Man versucht sich zu ändern oder anzupassen, nur um den anderen zu gefallen. Doch man kann sich nicht verändern und wenn dann diese Phase nachlässt, kommt der eigentliche Charakter heraus. Manch einer stellt sich dann die Frage, ob man den Anderen dann noch kennt. Man sollte aus meiner Sicht, versuchen das was man hat schätzen zu lernen und dafür zu kämpfen, aber nicht auf Kosten der eigenen Identität. Wenn man einen Menschen liebt, dann liebt man ihn doch wegen seinen Stärken und Schwächen. Denn Stärken und

Schwächen gehören zusammen und machen nun mal einen Menschen mit aus. Man sollte versuchen so zu bleiben wie man ist, die Phase der Verliebtheit genießen und für die Liebe kämpfen. Die Liebe ist nun mal wie eine Pflanze. Man muss sie pflegen, gießen und hin und wieder stutzen, nur dann blüht sie in vollem Maße. Sie blüht aber nicht, wenn man an ihr zieht oder wenn man versucht als Sonnenblume eine Rose zu sein. Denn eine Sonnenblume und eine Rose brauchen unterschiedliche Pflege.

FF Da haben Sie irgendwie Recht. Aber lassen Sie uns doch wieder zum Thema zurückkommen. Wir waren bei den Repräsentationen. Wie sorgen Sie denn dafür, dass aus den einzelnen Repräsentationen letztendlich ein „Bild" wird?

HG Das ist ein großes Geheimnis, das ich hier nicht Preis geben möchte. Allerdings kann ich Ihnen noch ein paar Dinge hierzu verraten. Zum einen darf man sich nicht in dem Bild verrennen, dass es nur Neurone gibt, die nur feuern wenn ein Reiz kommt. Es gibt auch Mitarbeiter die die ganze Zeit feuern und aufhören wenn ein Reiz kommt, oder Mitarbeiter die feuern wenn es dunkel wird. Es ist eine vielfältige Codierung die einer komplexen Rechenarbeit bedarf. Zudem gibt es noch ein weiteres Codierungsprinzip. Dies kann man anhand der Ortszellen erklären. Eine Ortszelle ist ein Mitarbeiter der feuert, wenn mein Körper sich an einem bestimmten Punkt im Raum befindet, bzw. diese Ortszelle repräsentiert einen bestimmten Punkt im Raum. Wenn man nun in einem vereinfachten Prinzip sich drei Ortszellen vorstellt, die in einer Art Dreiecksposition zueinander stehen und man sich des Weiteren vorstellt, dass man sich irgendwo in einem Raum befindet, dann können diese drei Ortszellen alleine die ganz genaue Position im Raum berechnen, obwohl man sich an keinem der drei repräsentierten Punkten befindet. Jede Ortszelle feuert in Abhängigkeit davon, wie weit man von ihr entfernt ist. Befindet man sich relativ nahe zu ihr, dann feuert sie stark und befindet man sich weit weg, dann feuert sie nur sehr geringfügig. Da nun alle drei Ortszellen gleichzeitig feuern und jeweils in Abhängigkeit zu deren Entfernung, kann das Gehirn aus diesen Daten berechnen, an welcher Stelle im Raum man sich befindet.

FF Könnte man sich das, vereinfacht gesagt, also wie an einem See vorstellen, in den man drei Steine wirft und beobachtet wo sich die daraus resultierenden, kleinen Wellen treffen?

HG Ganz genau. Der Punkt an dem sich die Wellen treffen, an diesem Punkt würde man sich befinden. Sehen Sie, Sie können auch so schöne Metaphern ziehen wie ich. Sie könnten meine Vertretung werden.

FF Das ist ein verlockendes Angebot, aber als Reporter fühle ich mich dann doch wohler. Dann wollen wir uns mal um ein anderes Thema kümmern. Was steckt denn hinter dem Begriff Plastizität?

HG Da sehen sie mal. Wenn Sie mir diese Frage vor gar nicht allzu langer Zeit gestellt hätten, hätte ich sehr vorsichtig antworten müssen.

FF Warum denn das?

HG Nun ja, die Tatsache der Neuroplastizität wurde lange Zeit in der neurowissenschaftlichen Szene nicht anerkannt. Jeder der sich damit beschäftigte wurde diskreditiert. Aber zum Glück, ist dieser Unsinn heute nicht mehr der Fall. In der Geschichte der Wissenschaft wurden leider viel zu häufig falsche Tatsache propagiert und richtige Tatsachen diskreditiert. Natürlich gehört auch der Irrtum zu der Forschung dazu, aber dennoch müsste man neuen Ideen nicht immer mit einer so großen Verachtung entgegentreten, wie es bei der Neuroplastizität der Fall war. Man sollte versuchen, neue Theorien zu prüfen und kritisch zu betrachten. Aber nicht von vorneherein keine Chance lassen. Es gibt eine ganze Reihe an Irrtümern die man in der Vergangenheit angenommen hatte und die teilweise auch fatale Folgen hatten. Da wäre z.B. als Zeitepoche das Mittelalter, in dem die Wissenschaft verurteilt wurde und somit den wissenschaftlichen Fortschritt um ein paar Jahrhunderte zurückgeworfen hatte. An Theorien hätten wir da u.a. Auszüge von Darwin (Nicht alle Theorien sind falsch, bzw. widerlegt), bzw. deren Einfluss auf die Nachwelt, oder auch die Zeit der Kliniken in den Hygiene nicht groß geschrieben wurde und Autopsien neben Geburten stattfanden. Natürlich sollte man auch nicht alles sofort glauben was man sieht und hört, aber mit einer gesunden Portion konstruktiver Kritik ist der Wissenschaft mehr geholfen, als mit blinder Ignoranz. Dies ist auch ein Grund warum ich hier nicht alle meine Geheimnisse Preis geben kann. Die Forschung ist noch nicht so weit und wenn ich nun alles verraten würde, dann würde mir dasselbe passieren, wie es den Forscher mit der Neuroplastizität ging. Das was man über mich weiß, ist erst der Anfang und es werden sich bestimmt noch einige gängige Theorien als falsch heraus stellen, doch das lass ich die Wissenschaft alleine ausfechten. Verzeihung, ich höre mich gerne reden. Dazu habe ich so selten Gelegenheit, deshalb schweife ich manchmal ab. Wie war Ihre Frage…

FF Was steckt hinter der Neuroplastizität?

HG Ach ja. Die Neuroplastizität ist die Fähigkeit von mir, mich jeder neuen Situation in gewissen Maße anpassen zu können. Wenn z.B. eine neue Umgebungssituation kommt, mein Körper etwas Neues lernt, oder einige Mitarbeiter zerstört wurden, dann findet in mir ein Umbauprozess statt. So passe ich mich immer der Umgebung oder der aktuellen/ zukünftigen Situation an. Ein schönes Beispiel bietet immer wieder das Lernen von z.B. einem Musikinstrument. Bei den meisten Musikinstrumenten werden die Hände oder Finger benötigt. So ändert sich nach einigen Übungseinheiten das motorische Areal für die benutzten Regionen, in diesem Fall der Hände/ Finger, dahingehend, dass diese Gebiete wachsen und sich ausbreiten. Jetzt wäre es natürlich schwierig jede neue Einzelheit zu lernen, deshalb lege ich den Schwerpunkt auf regelhafte Ereignisse.

FF Regel statt Einzelinformationen?

HG Ganz genau. Ich höre mir eine Vielzahl an Beispielen an. Daraus erkenne ich die regelhaften Bezüge und speichere vorwiegend diese und ein paar Einzelinformationen ab. Eine Regel lässt sich nun mal auf mehrere Situationen übertragen, anders als eine spezifische Einzelinformation. Dadurch spare ich Kapazität und kann dies für eine Vielzahl an Variablen nutzen. Wir können hierfür mal ein Beispiel von Herrn Manfred Spitzer nehmen. Er schreibt in seinem Buch „Lernen" folgendes Beispiel: *„Wussten Sie, dass die Verben, die auf „-ieren" enden, das Partizip Perfekt ohne „ge" bilden? Wir sind gestern gelaufen, sind aber nicht ge- spaziert, sondern nur spaziert. Diese Regel könnte jeder auch auf Neologismen einsetzen."* Ich könnte mir Ihnen jetzt ein paar Neologismen durchgehen und sie würden intuitiv/implizit wissen was richtig ist.

FF Was sind Neologismen?

HG Verzeihung, Neologismen sind Wortneubildungen. Also Wörter die es nicht gibt und neu kreiert wurden. Aber ich wollte noch kurz etwas zu den Einzelinformationen sagen. Selbstverständlich ist die Thematik mit den Einzelinformationen wichtig und ich speichere diese auch ab.

FF Jetzt hätte ich noch eine Frage zu den neuropsychologischen Einflussfaktoren auf den Lernvorgang. Welche spielen hier eine Rolle?

HG Das gibt eine lange Antwort, denn das ist sehr vielfältig und kompliziert. Ich nenne mal die drei Wichtigsten und sage in Kurzform etwas dazu. Da hätten wir zum einen die Aufmerksamkeit. Die Aufmerksamkeit kann man in eine Vielzahl an Unterfunktionen unterteilen. Die zwei bedeutendsten davon sind die Vigilanz, der grundlegende Wachheitsgrad und die selektive, gerichtete Aufmerksamkeit auch als Konzentration bekannt. Beide können unabhängig voneinander funktionieren, sind aber meist in Kombination anzutreffen. Die selektive Aufmerksamkeit wird häufig mit einem Scheinwerfer verglichen, der auf einzelne Vorgänge im Gehirn schaut/ beleuchtet. Diese Vorgänge werden intensiver bearbeitet und die „Türen" sind stärker geöffnet, wodurch der Lernvorgang mit selektiver Aufmerksamkeit verbessert ist. Als zweiter wichtiger Aspekt müssen unsere Emotionen erwähnt werden. Jede Situation die uns begegnet wird emotional bewertet. Und zwar nicht nur nach deren Gewichtung, sondern auch ob diese Situation bereits vorhanden war oder nicht und wenn ja, wie sie damals bewertet wurde. Die Bewertungen werden in unserem emotionalen Gedächtnis gespeichert. Jede Situation wird emotional bewertet und zwar so schnell, dass die Bewertung schon steht, bevor die Wahrnehmung überhaupt im Bewusstsein ankommt. Wir sind emotionale Wesen und emotionale Geschichten treiben uns mehr an, als neutrale. Deshalb sind emotionale Geschichten leichter speicherbar. Zudem werden Situationen die uns emotional etwas bringen verstärkt behandelt und Aufmerksamkeit geschenkt, als Situationen, die für uns keine Bedeutung haben. Ja und als dritter wesentlicher Aspekt trägt die Motivation ihren

Teil zum Lernen bei. Das was uns motiviert und uns antreibt wird natürlich besser abgespeichert als etwas, dass keine Motivation bietet. Das merkt man schon im Unterricht. Wenn ein Lehrer schon genervt im Unterricht erscheint und keinerlei Motivation für den Lernstoff mitbringt, wie sollen dann die Schüler motiviert sein? Natürlich kann man diese Frage auch umdrehen. Eine weitere wesentliche Tatsache ist, dass ich ständig damit beschäftigt bin, die Umwelt vorherzusagen. Ich habe eine Vielzahl an Szenarios abgespeichert und kann somit eine Vorhersage treffen, was voraussichtlich passiert. Sie kennen das bestimmt das man sagt: „Damit habe ich jetzt überhaupt nicht gerechnet". Diese Aussage trifft genau diesen Kern. Meine Voraussagen basieren auf dem Wissen, das ich von eigenen Erfahrungen habe. Wenn nun eine Situation eintritt die besonders beeindruckend und unvorhersagbar war, dann wird diese besonders gut gelernt und tritt in den Vordergrund. Sie sehen also es ist ein bisschen komplexer, als man es mit nur ein paar Sätzen hätte sagen können. Und dabei habe ich nur ein paar Aspekte und auch nur in Kurzform dargestellt.

FF Beeindruckend. Nun, lassen Sie mich bitte noch eine Frage stellen, dann machen wir auch für heute Schluss. Welchen Einfluss nimmt das Gedächtnis auf das Lernen?

HG Das Gedächtnis hat eine Sonderrolle. Es nimmt auf eine Vielzahl an Lernprozessen Einfluss. Man muss sich das Gedächtnis als großes Puzzle vorstellen. Jede neue Erfahrung muss als Puzzleteil an ein anderes Puzzleteil passen. Daneben gibt es dann noch den Einfluss des Gedächtnisses als Vorhersage, wie ich es gerade eben schon beschrieben habe und daneben gibt es dann noch die unterschiedlichen Formen des Gedächtnisses. Zum Beispiel das emotionale Gedächtnis, das ich ebenfalls gerade schon erwähnt hatte und noch ein paar andere Formen des Gedächtnisses.

FF Ich bedanke mich für Ihre Zeit heute und freue mich auf morgen.

HG Danke. Dann bis morgen.

FF Ich hätte niemals gedacht, dass das Lernen so komplex sein könnte und dabei kommen ja in den nächsten Tagen noch einige Aspekte mehr.

Was mich auch sehr nachdenklich gemacht hat, sind die Dinge die Herr Gehirn noch nebenbei erzählte. Zum Beispiel das mit den Beziehungen. In wieweit hat er damit Recht? Ich meine letztendlich kann man nicht alle Beziehungen über einen Kamm scheren und jeder Mensch, jede Beziehung ist individuell. Doch irgendwie hat es doch was, oder?

Erstaunlich ist auch sein Wissen über die Vergangenheit. Ich meine, er hat Recht wenn er mit diesem Hintergrund nicht alles von sich Preis geben möchte. Oder würden Sie dies tun? Würden Sie Theorien äußern, wenn Hohn und Spott der Dank wären?

Nun denn, ich werde erst mal das Interview von Heute auswerten und mich auf den morgigen Tag vorbereiten.

3. Das Lernen verpackt im Rahmen der Zeit

FF So, nun der dritte Tag des Interviews beginnt. Ich hoffe Sie haben den gestrigen Abend noch schön nutzen können?

HG Ja, ich habe mir Gestern noch einen entspannten Abend gemacht. Ich habe mich vor den Fernseher gesetzt und eine interessante Reportage über das Gehirn gesehen.

FF Schön. Wovon hat den die Reportage gehandelt?

HG Sie ging um den Unterschied zwischen alten und jungen Gehirnen.

FF Waren die Berichte der Reportage denn richtig erarbeitet?

HG Sagen wir es mal so. Sie haben es versucht.

FF In Schulnoten wäre das eine 5.

HG Naja, immerhin mal keine 6. Man muss es positiv sehen.

FF Da haben Sie Recht. Wie würden Sie denn den Unterschied zwischen jungen und alten Gehirnen erklären?

HG Nun, erst mal ist es immer lustig im Fernsehen einen Bericht zu sehen, der von einem selbst handelt. Da wollen dann einem ein paar Grünschnäbel erklären wie ich selbst funktioniere. Sehr amüsant. Wenn man sich mit mir beschäftigt und mit meiner Entwicklung von jung zu alt, dann werden häufig viele Dinge übertrieben. Natürlich gibt es manche Unterschiede, in Bezug auf das Lernen, zwischen jung und alt, jedoch sind diese bei weitem nicht so stark ausgeprägt, wie dargestellt. Es stimmt, dass mit zunehmendem Alter immer ein gewisser Degenerationsprozess eintritt. Wenn man jetzt aber mal von den Krankheiten im Alter absieht und mal das gesunde Lernverhalten zwischen jung und alt nebeneinander stellt, erkennt man viele Parallelen. Der größte Vorteil von jungen Gehirnen liegt in der Geschwindigkeit der Denk- und Lernprozessen. Der größte Vorteil der alten Gehirne liegt in der bereits gespeicherten Informationsmenge, auf die das Gehirn zurückgreifen kann. Wenn man es genau nimmt dann ist es weniger eine Frage des besseren oder schlechten Lernens, sondern mehr liegt eine Andersartigkeit des Lernens vor. Bei den alten Gehirnen sollte man versuchen viele Verknüpfungen zu alten Lerninhalten zu nutzen. Die bereits vorhandenen Lerninhalte können helfen, neue Informationen zu strukturieren und anzupassen. Bei jungen Menschen sollte man versuchen recht schnell und viele Informationen, natürlich angepasst, zu verknüpfen.

FF Also könnte man letztendlich sagen, dass alte Gehirne genauso gut lernen wie jüngere. Der Unterschied liegt vorwiegend in der Andersartigkeit des Lernens.

HG Ganz genau. Natürlich darf man aber auch einen Aspekt bei vielen älteren Menschen nicht unterschätzen. Die Fähigkeit zum lernen haben sie, jedoch schwindet teilweise das Interesse für Neues.

FF Und wie ist es bei sehr jungen Kindern? Was passiert zwischen Geburt und der Pubertät?

HG Dies ist eine sehr interessante Frage mit ein paar verblüffenden Ergebnissen. Beginnen wir mal mit der Situation vor der Geburt. Die Gehirnentwicklung beginnt etwa am 18 Tag nach der Befruchtung. Im Laufe der Schwangerschaft wird dann das Gehirn immer weiter differenziert. Zurzeit die Geburt sind bereits alle Nervenzellen gebildet und eine Übermenge an Synapsen und Verbindungen bestehen. Was im Laufe der darauf folgenden Jahre noch wächst ist nicht die Neubildung von Neuronen, sondern die Myelinisierung der Verbindungen. Diese Myelinisierung erhöht die Leitungsgeschwindigkeit der Verbindungen von ca. 1 m/s auf 120 m/s. Erst durch diese hohe Leitungsgeschwindigkeit wird meine Funktionsfähigkeit möglich. Die Myelinisierung beginnt im hinteren Bereich des Gehirns, sowie in den primären Arealen und setzt sich dann, über die sekundären, Stück für Stück nach vorne fort. Der letzte Abschnitt, das Frontalhirn wird vollständig, etwa zur Pubertät fertig myelinisiert sein. Während der gesamten Jugend, also vorwiegend Geburt bis Pubertät, finden sehr viele Umbauarbeiten statt. Alle Neurone und Verbindungen die nicht benötigt werden, werden gezielt zerstört.

Interessanterweise ist dieser Prozess für die spätere Funktionsfähigkeit von mir ebenso bedeutsam wie die Bildung der Neurone überhaupt. Es gibt Hinweise darauf, dass bei Menschen mit einer geistigen Behinderung diese gezielte Aussonderung von Neuronen und Verbindungen nicht in vollem Umfang stattgefunden hat und dadurch die Beeinträchtigungen mit hervorgerufen werden. In der Zeit der Pubertät ist nochmal ein gravierender Umbau im Gehirn. Hier wird nochmal jede Verbindung und jedes Neuron auf den Prüfstand gestellt und geschaut was man letztendlich braucht. Nach der Pubertät ist der größte Teil an gravierenden Umbauarbeiten abgeschlossen. Alles weitere gehört dann zum Faktor Neuroplastizität.

FF Wahnsinn. Jetzt habe ich mal irgendwo etwas von sensiblen Phasen aufgeschnappt. Was hat es in Bezug zu unserem Gehirn auf sich?

HG Das ist auch so eine schöne Sache. Konrad Lorenz wurde mit seinen Graugänsen berühmt. Er entdeckte die sensible Phase der Prägung bei den Graugänsen, bzw. publizierte und studierte die sensiblen Phasen. Bei mir gibt es diese Form der sensiblen Phasen nicht. Stellen sie sich mal vor, ich würde das erste was ich sehe als meine Mama annehmen. Dann hätten Geburtshelfer, Hebammen und Ärzte aber viele Anhängsel. Dennoch gibt es auch ein paar sensible Phasen bei den Menschen, wobei die nicht immer mit denen von manchen Tierarten zu vergleichen sind. Ich nenne mal zwei Beispiele für sensible Phasen und nenne sie in einer Frageform. Können Sie gut Asiaten unterscheiden? Kennen Sie Kasper Hauser und seine sprachlichen Fähigkeiten? Es gibt z.B. auch ein Experiment mit einer Katze bei der man im Kindesalter dafür gesorgt hat, dass sie keine Kanten erkennen konnte. Sie hat sozusagen die sensible Phase dafür verpasst und konnte auch im Erwachsenenalter keine Kanten erkennen.

FF Wie funktionieren sensible Phasen überhaupt? Was passiert da in Ihnen?

HG Das ist ebenfalls noch ein gut gehütetes Geheimnis von mir. Ich kann Ihnen aber zwei Dinge verraten. Zum einen sind es mehrere Faktoren die auf die Funktionsweise der sensiblen Phasen Einfluss nehmen. Man darf sich eine sensible Phase auch nicht als etwas vorstellen, dass auftaucht und wieder verschwindet. Im Prinzip ist es so, dass eine sensible Phase am

Anfang der Lernfähigkeit einer bestimmten Sache steht. Das Gehirn kann immer nur auf vorhandenen Puzzleteilen aufbauen, daher hat jede Lernfähigkeit seinen eigenen Zeitrahmen, wann diese gelernt wird. Zu Beginn der jeweiligen Lernfähigkeit steht eine sensible Phase. Sie sorgt dafür, dass wir eine breite Basis in relativ kurzer Zeit lernen können. Zudem haben die sensiblen Phasen aber auch einen Nachteil, denn wenn man sie verpasst, kann man dies nie vollständig kompensieren. Zum anderen kann ich ihnen die Funktionsweise eines wichtigen Nervenwachstumfaktors erklären, dem BDNF. Das BDNF hat nicht direkt etwas mit den sensiblen Phasen zu tun, sorgt aber mit dafür, dass die Kinder so schnell lernen können. BDNF steht für einen langen englischen Begriff, den sie wahrscheinlich relativ schnell wieder vergessen werden, deshalb befassen wir uns nicht mit dessen Name. Das BDNF wirkt als eine Art Türöffner für kleine Helfer die dafür sorgen, dass deutlich schneller und intensiver gelernt werden kann (Die kleinen Helfer und der Türöffner sind natürlich nur als Metapher zu sehen und kommen in Wirklichkeit nicht vor). Das BDNF kommt im adulten Gehirn genauso vor wie im kindlichen Hirn. Jedoch ist es im kindlichen Hirn dauerhaft aktiv und im adulten Gehirn wird es nur dann aktiv, wenn etwas Neues, Unerwartetes und/ oder Angenehmes passiert. Es sorgt somit dafür, dass jede Information deutlich schneller und intensiver abgespeichert wird, als es bei einem Erwachsenen der Fall ist.

FF Ich kenne etwas Ähnliches von mir. Wenn ich etwas völlig neues lerne, dann speichert sich dies deutlich fester ein, als etwas das ich erneut lernen möchte. Wenn ich dann z.B. merke, dass dies falsch war und ich es nun richtig lernen möchte, dann habe ich Schwierigkeiten das Alte sozusagen zu überschreiben. Es sitzt fester als das Neue und ich sage teilweise immer noch das Alte. Ist das so etwas?

HG Genau, da haben sie Recht. Wahrscheinlich war hier das BDNF mit aktiv. Aus dem Grund den Sie genannt haben, ist es sinnvoll sich bei etwas Neuem an etwas zu halten, dass auch Hand und Fuß hat und nicht von „Möchte- Gernen" geschrieben wurde.

FF Da kann man ja richtig was lernen, wenn man mal mit einem Gehirn spricht.

HG Da sehen sie mal. Jetzt verrate ich Ihnen noch etwas anderes. Was meinen Sie sind die Grundbedürfnisse des Menschen?

FF Ich würde mal sagen, Sauerstoff, Essen und Trinken, oder?

HG Nur zum Teil richtig. Sie reden nämlich nur von den physischen Grundbedürfnissen. Wir haben aber auch noch psychische Grundbedürfnisse.

FF Was sind die psychischen Grundbedürfnisse?

HG Zu den psychischen Grundbedürfnissen gehören Anerkennung, Liebe, Wertschätzung, Aufmerksamkeit, Zuwendung, usw. Diese Grundbedürfnisse sind mindestens so wichtig wie die Physischen. Und Aggression ist immer eine Reaktion, auf den Entzug dieser Grundbedürfnissen, auf die potentielle Gefahr das eine Beziehung zu Bruch geht oder als Reaktion auf den Angriff gegen einen selbst. Diese Grundbedürfnisse haben auch immer Einfluss auf unser Lernverhalten. Denn wenn die Grundbedürfnisse, ob physisch oder psychisch nicht in einem gewissen Maße befriedigt sind, hat dies unweigerlich Einfluss auf unser Verhalten. Wir alle wünschen uns doch nichts sehnlicher, als das diese Grundbedürfnisse gedeckt und befriedigt werden. Sehr schön erkennbar ist das an Kindern. Jedes Kind kämpft mit den Geschwistern um die Aufmerksamkeit der Eltern. Ist ihnen mal aufgefallen wie schnell ein Kind lernt was es machen muss um an die Aufmerksamkeit der Eltern heranzukommen? Dies ist aber nicht nur bei den Kindern sondern auch bei uns Erwachsenen zu erkennen. Denn im Grunde sind wir nicht viel anders als Kinder, oder?

FF Ich würde sagen, mit diesen Worten beenden wir unseren heutigen Interviewtag und freuen uns auf den morgigen.

HG Das werde ich. Bis morgen.

FF Über die Thematik der Grundbedürfnisse habe ich noch nie so nachgedacht. Aber er hat Recht mit dem was er sagt. Wenn ich mir überlege wie sich meine Frau immer beschwert, wenn ich nicht ihre neue Frisur bewundert habe. Aber eigentlich möchte ich ja auch Anerkennung für meine Arbeit bekommen. Es ist schon erstaunlich wie ein Mensch so tickt, oder?

Die Thematik der Aggression und der daraus resultierenden Handlungen kann sich in einem gewissen Rahmen halten. Allerdings kann es auch den Rahmen sprengen und krankhafte Ausmaße annehmen.

All dieser Hass,
all diese Wut,
vergiftet alles,
bringt nur Leid und Blut.

In Filmen heroisch dargestellt,
die Rache als Gerechtigkeit,
der Zweck heiligt die Mittel,
macht Tod, Tod ungeschehen?

Tief in uns kocht es,
diese Wut so allmächtig,
Generationen überdauernd,
der Bann muss gebrochen werden.

All das Schöne,
das kleine, neue Leben,
verendet im Gift,
des Hasses und der Wut.

Woher kommt dieser Hass?
Woher die Gleichgültigkeit?
Bitte hört auf damit,
lass das Gift keine Wirkung entfalten.

Die Politik,
oder die Religion,
vielleicht der Streit,
was liefert das Recht zu töten?

Das Leben,
zu kostbar, zu wertvoll,
als es mit Hass zu füllen.
Ihr könnt entscheiden.

All dieser Hass, all diese Wut,
vergiftet alles,
lasst es nicht euer Herz erreichen,
denn sonst ist es zu spät.

(Thomas Berger)

4. Die Pädagogik beim Lernen

FF Wie war ihr gestriger Tag?

HG Fragen Sie besser nicht. Ich wurde mal wieder unnötig gestört. Bei mir in der Umgebung gibt es viele von diesen partywütigen Jugendlichen. Ich kann Ihnen sagen, die nerven mich ganz schön. Ich kann es überhaupt nicht verstehen, wie so etwas einem Spaß machen kann, die laute Musik, der Alkohol und das ganze Gegröle – furchtbar. Ich habe ja nichts gegen das Feiern oder dass was andere Menschen machen. Jeder soll machen was einen glücklich macht. Doch die Grenzen sind dort, wo sie die Qualität eines anderen einschränken. Denn ich habe auch ein Recht darauf, das zu tun was mir Spaß macht und wenn ich nun mal schlafen möchte und die so laut grölen, dann kann ich nicht schlafen. Das ist das was mich stört. Diese Nachbarn sind nun mal besondere Exemplare der menschlichen Gattung. Ich finde es ja schon erstaunlich, dass sie den evolutionären Fortschritt zum aufrechten Gang geschafft haben. Es ist und bleibt ein infantiler Haufen denen die eigene Beschränktheit nicht einmal bewusst wäre, wenn sie denen auf dem Kopf stehen würde. Tut mir Leid, wenn ich in Rage bin dann ist es schwer mich zu unterbrechen. Aber da sieht man einmal welchen Einfluss die Umgebung auf meinen Schlaf und somit mein Lernverhalten hat.

FF Da haben Sie vollkommen Recht. Wie ist denn das mit dem Umfeld und den Genen? Viele postulieren immer noch, dass wir unseren Genen „ausgeliefert" seien?

HG Das ist nicht korrekt. Gene und die Umwelt arbeiten Hand in Hand und sind aufeinander angewiesen. Der eine könnte nicht ohne den anderen. Somit ist die Diskussion etwas unsinnig. Ein Mensch bekommt von Natur aus einen Baukasten mit Werkzeugen mit. Diese werden aber in Abhängigkeit mit der Umwelt eingesetzt und somit auch von außen reguliert. Somit könnte man am ehesten noch sagen, das die Umwelt die Gene reguliert und nicht umgekehrt.

FF Wie stellen Sie sich denn Ihre Nachbarn vor? Bzw. wie würden Sie sich ein gutes Lernumfeld wünschen?

HG Ein gutes Lernumfeld enthält Sicherheit und Geborgenheit. Wenn ich z.b. an Kinder denke, dann wird mir dieser Punkt sehr stark bewusst. Kinder brauchen diese Geborgenheit und diesen Schutz. Ein menschliches Baby ist im Gegensatz zu manchen Tierbabys sehr ausgeliefert und abhängig von anderen Menschen. Schutz und Geborgenheit liefern einem Kind die Möglichkeit die es braucht um in einem guten Rahmen zu spielen und zu lernen. Aber auch bei uns Erwachsenen macht dieser Faktor viel aus. Hierbei müssen es aber nicht nur zwischenmenschliche Sicherheiten sein, es kann z.b. auch die finanzielle Sicherheit sein. Zu den weiteren Faktoren zählen auf jedenfall auch Stressfreiheit, keine Über- und Unterforderung und angepasste Lerninhalte. Natürlich zählen auch Faktoren dazu, die während dem direkten Lernen stattfinden, wie z.b. Lärm oder andere Ablenker/ Hindernisse. Im Prinzip nehmen viele Faktoren Einfluss auf unsere Lernfähigkeit und somit sollte man das Umfeld nicht unterschätzen.

FF Wie ich gehört habe, sind Sie auch ein begnadeter Gedichtschreiber. Könnten Sie uns mal eines ihrer Gedichte, vielleicht sogar eines, das zu diesem Thema gehört, vortragen?

HG Gerne. Geben Sie mir einen Moment, damit ich mir eines heraussuchen kann – Ja, das hier passt…

Eine kindliche Pflanze
Ein Kind ist wie eine Blume,
sanft und zerbrechlich,
nur leicht verwurzelt,
braucht Halt und Schutz.

Ein Kind braucht Zuwendung,
Liebe als Nahrung,
gestutzt gewachsen,
so stets gerade.

Die Knospe blüht,
stets in der Sonne der Sicherheit,
Die Pflanze gedeiht,
stets in der Erde der Liebe.

(Thomas Berger)

FF Sehr schön.

HG Vielen Dank.

FF Wenn wir gerade bei Bewertungen sind, welchen Einfluss haben denn Bewertungen auf unsere Lernfähigkeit?

HG Nun, hierfür sollten wir nochmals ein Stück zurückgehen. Zuerst einmal wissen wir ja bereits, dass das Gehirn Situationen nach ihrer Neuigkeit für das Gehirn bewertet. D.h., dass das Gehirn überprüft, ob die aktuelle Situation neu, oder bereits erlebt wurde. Bei einer neuen Situation, wird diese im Hippokampus abgespeichert. Eine bereits erlebte Situation wird im Cortex, dem Langzeitspeicher reaktiviert und somit deren Verbindung gestärkt. Die neuen Situationen werden in der Nacht vom Hippokampus in den Cortex überführt. Ein weiterer wichtiger Punkt ist, dass eine Unmenge an Informationen auf uns einströmt, von denen wir lediglich einen Bruchteil benötigen. Deshalb müssen alle Situationen/ Informationen auch bewertet werden. In der Regel werden auch nur die Informationen gespeichert, die für uns einen Wert haben.

FF Jetzt haben wir ja schon einiges über das Lernen gehört, doch was bedeutet eigentlich lernen für uns?

HG Lernen ist unerlässlich für unser Leben. Ohne Lernen, würden wir nicht lange überleben. Also kurz gefasst, Lernen ist essentiell für unser Leben. Doch worauf ich jetzt noch eingehen möchte ist das Lernen an sich. Lernen und Wissen muss aktiv erarbeitet werden und muss in jedem Gehirn neu zusammengesetzt werden. Von außen hat man lediglich Einfluss auf die Umgebungsbedingungen, aber wir können nicht aktiv in den Lernprozess eines Anderen eingreifen. Daher ist es auch unerlässlich, dass man sich aktiv mit dem Lernstoff auseinandersetzt und versucht dabei ideale Umgebungsbedingungen zu gestalten.

FF Vielen Dank für das heutige Interview. Dann sehen wir uns morgen wieder zu unserem vorletzten Interviewtag. Ihnen einen schönen Abend.

HG Danke gleichfalls.

5. Ein privilegierter Interviewpartner

FF So, dann haben wir ja heute schon unseren vorletzten Tag des Interviews erreicht. Schade, denn das Interview macht mir viel Spaß.

HG Das freut mich, dass Ihnen das Interview Spaß macht und Sie mich für einen privilegierten Interviewpartner halten.

FF Interessant, wo Sie doch gerade privilegiert sagen – Hat dies nicht auch was mit der Einteilung von Lerninhalten zu tun?

HG Ja, da haben Sie Recht. Wenn man das Lernen in Kategorien einteilen wollte, dann würde sich die Einteilung in privilegiertes und nicht-privilegiertes Lernen anbieten.

FF Was muss man sich genau darunter vorstellen und welche Einteilung steckt dahinter?

HG Nun, um dies erklären zu können, müssen wir in unserer Evolution ein Stück zurückgehen. Im Prinzip ist es ganz einfach. Ich, also das Gehirn, konnte mich auf manche Lerninhalte vorbereiten und auf manche nicht. So gab es schon sehr lange/immer das motorische Lernen, Lernen von Kommunikation/ Sprache und das Lernen von Werten, Verhalten und Orientierungen. Worauf ich mich weniger vorbereiten konnte sind die Fächer die letztendlich im Schulunterricht gelernt wurden. Oder mal anders ausgedrückt, wurden diese schulischen Kulturtechniken nicht primär dafür gedacht vom Gehirn gelernt zu werden. Ohne Sie könnten wir auch überleben, allerdings sind sie für unsere heutige Zeit ebenso unerlässlich. Wichtig ist einfach nur zu wissen, dass eigentlich diese neuen, schulischen Kulturtechniken nicht primär für das Gehirn gedacht waren. Wenn man nun mit diesem Wissen sich Lernstörungen wie Dyskalkulie (= Störung des Rechnens, der Rechenfähigkeit) und LRS (= Lese- Rechtschreibschwäche) anschaut, fallen diese vielleicht auch einmal in ein anderes Licht. Die alten Lerninhalte, wie z.B. die Motorik, Kommunikation und Verhalten werden als privilegiertes Lernen bezeichnet und z.B. die neuen, schulischen Lerninhalte, werden als nicht-privilegiertes Lernen bezeichnet.

FF Von dieser Seite habe ich das Ganze noch gar nicht betrachtet, aber da haben Sie schon Recht. Schauen wir uns doch mal diese einzelnen Lerninhalte etwas genauer an. Worauf muss man z.b. beim motorischen Lernen achten?

HG Also zuerst einmal muss ich klar sagen, dass jede der einzelnen Lerninhalte sehr komplex und umfangreich ist. Wenn wir über jede einzeln und ausführlich reden wollten, dann würden wir noch einige Tage Interviewzeit benötigen. Deshalb werde ich nur Auszüge geben können. Zudem möchte ich noch eine weitere Sache vorher sagen. Man muss jedes Neu- Lernen, von einem Wieder- Erlernen abgrenzen. Bei beiden geht es zwar um dasselbe Thema, dennoch muss man völlig unterschiedlich dabei vorgehen. Dann zum motorischen Lernen. Wenn wir über das motorische Lernen reden, dann rückt eine Thematik immer wieder in den Vordergrund. Es geht hierbei um die Aufmerksamkeit. Viele sagen, dass man seine Aufmerksamkeit komplett auf den Körper richten sollte und Andere raten davon völlig ab. Man bezeichnet dies in der Fachsprache als internen und externen Aufmerksamkeitsfokus. Wenn man nun seine Aufmerksamkeit vollständig auf den Körper richtet, dann nennt man diesen einen internen Aufmerksamkeitsfokus. Wenn man seine Aufmerksamkeit auf etwas Äußeres richtet, dann spricht man von einem externen Aufmerksamkeitsfokus.

FF Was meinen Sie dazu? Welcher Aufmerksamkeitsfokus wäre besser?

HG Ich möchte dies einmal anhand eines Beispiels demonstrieren. Stellen Sie sich mal folgendes vor. Sie sind Chef einer großen Firma. Ihre Aufgabe ist, mit anderen Firmen über Aufträge zu verhandeln und diese einzuholen. Wenn ein neuer Auftrag da ist, übernimmt ihr eingespieltes Team, ihre Mitarbeiter den Rest. Jetzt kommt die Frage: Würde der Auftrag schneller fertig sein, wenn Sie sich weiter auf die anderen Firmen konzentrieren und ihr eingespieltes Team an Mitarbeitern arbeiten lassen, oder geht es schneller, wenn Sie Ihrem Team nicht vertrauen und jeden einzelnen Arbeitsschritt nochmal extra überprüfen?

FF Ich nehme mal an, dass es deutlich schneller gehen würde, wenn man die Mitarbeiter ihren Job machen lassen würde.

HG Ganz genau. Und so ist es auch bei mir. Wenn ich meine Aufmerksamkeit auf etwas anderes lenke, dann haben meine Mitarbeiter Zeit ihre Aufgabe in Ruhe auszuführen. Ich möchte hierfür noch ein Beispiel geben. Stellen Sie sich vor Sie lernen Trommeln. Viele lenken ihre ganze Aufmerksamkeit auf die Hände und beobachten diese genau. Dann ärgern sie sich aber auch sofort wieder, weil es nicht so richtig klappt. Trommeln kann man auch mit geschlossenen Augen lernen. Lenken Sie Ihre Aufmerksamkeit nicht auf Ihre Hände, sondern hören Sie lediglich auf die Töne, die die Trommeln von sich geben, dann verbessert sich die motorische Leistung.

FF Dann werde ich das heute Abend gleich mal in meiner RBT ausprobieren.

HG Was ist RBT?

FF RBT ist die Abkürzung für meine Reporter- Bongo- Trommler-Gruppe. Wir hatten schon einige Auftritte in unterschiedlichen Clubs. Wir sind die erfolgreichste Reporter- Bongo- Trommler- Gruppe im ganzen Umkreis.

HG Ah ja.

FF Gibt es eigentlich beim motorischen Lernen auch verschiedene Modelle?

HG Ja, da gibt es einige. So haben z.B. Fitts und Posner, sowie Singer jeweils ein Modell herausgebracht. Jedes der Modelle hat ein paar interessante Ansätze. Die Frage ist immer, welcher Ansatz hilft einem selber und welchen kann man auch einsetzen. Man kann sie ja einfach mal ausprobieren und dann sehen welche einem besser hilft. Einen interessanten Ansatz stellt allerdings das mentale Training. Beim mentalen Training stellt man sich die kommende Bewegung erst einmal gedanklich vor. Durch diese Vorstellung werden im Gehirn fast dieselben Neurone aktiviert, wie bei der aktiven Ausführung. Bei einer Vorstellung, bei Gedanken und bei der Ausführung eines abgespeicherten Musters werden immer dieselben Neurone aktiv. Falls dies nicht so wäre, dann müsste man für jeden dieser Bereiche extra Neurone haben. Genauso ist ein motorisches Muster unabhängig von der Ausführung. Das Muster wird bei Bedarf „herausgeholt", an die Situation angepasst und dann kommt es zur Ausführung. So greift das Gehirn z.b. immer auf das Muster „Gitarre spielen" zurück, auch wenn man mit dem Fuß, anstelle von der Hand/ Arm spielen würde. Deshalb kann das mentale Training, als eine Art Vorbereitung genutzt werden. Ein schönes Beispiel sind die Alpine-Fahrer und Fahrerinnen in der Wintersaison. Wenn diese Damen und Herren oben am Start stehen und nochmals den Weg im Kopf durchgehen, kann man sehr schön das mentale Training erkennen.

FF Das mache ich auch immer, bzw. in einem ähnlichen Zusammenhang. Immer wenn meine Frau möchte, dass ich den Müll runter bringe, dann stelle ich mir das erst einmal vor, in der Hoffnung dann würde es mir leichter fallen. Aber irgendwie klappt das nicht so.

HG Ich glaube das liegt dann aber mehr an Ihrer Einstellung und Ihrer Motivation, als an Ihrer motorischen Leistung.

FF Da könnten Sie sogar Recht haben. Kommen wir mal noch auf die Sprache zu sprechen. Was gibt es denn da für schöne und interessante Dinge zu lernen?

HG Die Muttersprache ist eine der komplexesten und schwierigsten, wenn nicht sogar die schwierigste Sache, die man überhaupt in seinem Leben lernt. Sprache hat so viele Fassetten und darf nicht unterschätzt werden. Ich will mich ja nicht loben, aber die Leistung die ich hierbei erbringe ist sehr beachtlich.

FF Ja, Sie sind schon ein ganz toller Typ.

HG Danke. Und jetzt nochmal ohne Sarkasmus. Ne, mal Spaß bei Seite. Sprache ist und bleibt nun mal sehr komplex. Eine sehr interessante Sache ist, dass es insgesamt 70 Phoneme gibt aus denen dann die Wörter gebildet werden. Jede Sprache benutzt nur einen gewissen Anteil davon. So braucht z.B. unsere deutsche Muttersprache 40 davon. Bei unserer

Geburt kann ein Baby noch alle 70 Phoneme hören. Doch schon innerhalb von ein paar Monaten lässt diese Fähigkeit nach und letztendlich bleiben vorwiegend die Phoneme übrig, die auch ständig benötigt werden. Das wir die Sprache überhaupt lernen konnten, liegt unter anderem auch daran dass ich ein exzellenter Regel Erkenner bin. So wie es in dem obigen Beispiel von Herr Spitzer dargestellt wurde, sind diese regelhaften Eigenschaften unerlässlich für das erlernen für die Muttersprache. Zudem lernen Kinder unheimlich schnell neue Wörter. Man muss bedenken mit wie vielen Wörtern ein Kind geboren wird und viele ein sechs jähriger Junge bereits kann.

FF Kommen wir nochmal auf die Werte, Verhalten und Orientierungen zurück. Wie wird dies gelernt?

HG Nun hierfür habe ich ein paar sehr nette Zeilen die ich einmal in einem Kapitel von Heinz Schirp gelesen habe:

Gesagt ist noch nicht gehört,
gehört ist noch nicht verstanden,
verstanden ist noch nicht einverstanden,
einverstanden ist noch nicht gemacht,
gemacht ist noch nicht beibehalten.

Nur mal um eine Vorstellung dafür zu bekommen, welche Schritte für so einen Lernvorgang wichtig sind und wo so ein Lernvorgang alles scheitern kann.

Werte und Orientierungen sind sehr prägende Faktoren für uns ganzes Leben. Es gibt im Prinzip zwei große Einflüsse auf die Entwicklung für Werte und Orientierungen. Der erste Einfluss liegt in den Vorbildern und der Erziehung „begraben". Vorbilder sind Menschen, denen man nacheifern möchte. Nicht selten sind es jedoch nicht die Menschen die das Vorbild ausmachen, sondern das was diese verkörpern. Eine Illusion zu verehren kann genauso real sein, bzw. ernst genommen werden, wie eine echte Person. Doch oft merken wir dies nicht. Als Beispiel könnte man Personen aus Filmen, der Musik oder dem Fernsehen nehmen. Das was wir z.B. im Fernsehen von einer Person, von einem Charakter sehen, ist lediglich ein minimaler Ausschnitt, von dem man noch nicht einmal weiß, in wie weit dieser gespielt ist. Trotzdem verfallen dieser Person blind tausende. Verrückt oder? Natürlich gibt es aber auch andere Vorbilder, z.B. aus Familie oder Freundeskreis. Was man auch sagen muss, ist dass Vorbilder auf jeden Menschen einen unterschiedlichen Wirkungsgrad haben. Manche brauchen Vorbilder mehr, manche weniger. Dennoch sucht man sich unbewusst immer jemanden, an dem man sich orientieren kann. Der zweite wichtige Einfluss liegt im Bezug zwischen Aufmerksamkeit/ Wertschätzung/ zwischenmenschlicher Beziehungen und den Werten. Das beste Beispiel stellen verschieden Gruppierungen dar. Das können sowohl radikale Organisationen sein, wie auch einfache Grüppchenbildungen in der Schule. Dies möchte ich einmal an einem Beispiel verdeutlichen. Sagen wir mal es gibt in einer Schulklasse eine kleine Gruppe, die ein hohes Ansehen genießt. Diese Gruppe hat bestimmte, gemeinsame Wertvorstellungen, die sie auch nach außen deutlich präsentieren. Dann haben wir da noch einen kleinen Jungen, der alles andere als beliebt ist und sogar ausgegrenzt wird. Er möchte auch anerkannt werden und überlegt sich wie er diese umsetzen kann. Dreimal dürfen Sie raten, was er wohl macht. Er versucht in die Gruppe rein zukommen. Da diese aber nur Personen aufnimmt, die dieselben Werte vertritt wie sie selber, ändert der Junge seine Ansichten. Dies ist jetzt ein vereinfachtes Beispiel, doch sagen Sie mal ernsthaft: Wie häufig kommt so etwas in der Realität wirklich vor?

FF Ich würde sagen, dass dies keine Seltenheit hat. Leider, bzw. wenn die Gruppen sozial anerkannte Werte vertritt, wäre dies ja nicht so schlimm. Nur denke ich da auch an so manche radikale Organisation, die mit solchem Gruppendenken Personen anlocken. Oft wünscht man sich doch nur ein wenig Anerkennung. Wenn man diese, aus welchem Grund auch immer nicht bekommt, ist die Gefahr da abzurutschen und sich die Anerkennung an anderer Stelle zu holen. Die Wertvorstellungen einer Gruppe sind dann zum Teil nur Mittel zum Zweck um an die Anerkennung und Aufmerksamkeit zu kommen. Welcher Bereich von Ihnen ist den für Moral, Ethik und Werte zuständig?

HG Das Frontalhirn hat hierauf einen großen Einfluss, bzw. beinhaltet diese Aufgaben. Erkennbar war dies auch anhand eines der bekanntesten Fallgeschichten der Neurologie. Es handelt sich um Phineas Gage. Haben Sie schon mal von diesem Herrn gehört?

FF Nein. Wer war das denn?

HG Nun ich kann Ihnen die Geschichte nicht mehr komplett erzählen. Wenn ich es aber noch richtig weiß, dann ist ihm bei einer Sprengung eine Eisenstange durch den Kopf gejagt worden. Diese ist von unten nach oben, direkt durch den Schädel und den Frontallappen gesprengt worden. Die Ärzte konnten die Eisenstange entfernen und erstaunlicherweise hat er noch einige Jahre überlebt. Ebenso erstaunlich war, dass er außer der Schädigung des Frontalhirns keine Beeinträchtigungen erfuhr. Phineas Gage wurde, vor diesem Unfall, immer als ein sehr ruhiger, höflicher und zurückhaltender Mensch empfunden. Doch nach diesem Unfall hat sich dies stark geändert. Seine Persönlichkeit wurde sozusagen „auf den Kopf gestellt". Heutzutage würde man dies als dysexekutives Syndrom oder Frontalhirnsyndrom bezeichnen. Hierbei fehlen bei vielen Patienten, Moral und Ethik. Zudem verhalten sie sich oft enthemmt und man könnte sagen, ihr „Über- Ich" (siehe Sigmund Freud) wäre ausgeschaltet. Der hemmende Einfluss fehlt.

FF Das dürfte für die Familie des Phineas Gage sehr schlimm gewesen sein. Wenn ich mir vorstelle, dass ich einen geliebten Menschen nach so etwas nicht mehr erkennen kann - seine Persönlichkeit sich verändert hätte.

HG Jetzt könnte man daraufhin „herum- philosophieren". Was würden Sie machen, wenn dies Ihrer Frau, Ihrem Mann passiert? Wenn sich die Persönlichkeit ändert und man auf einmal einen komplett anderen Menschen vor sich hat?

FF Ehrlich gesagt – ich weiß es nicht. Über so etwas habe ich nie nachgedacht.

HG Natürlich ist dies nicht die Norm und die Wahrscheinlichkeit, dass dies eintrifft ist wohl gering. Doch es gibt andere Fragen, die uns eher betreffen könnten und über die man mit seinem Partner sprechen könnte. Allgemein ist dies aber leider ein häufiges Problem. Viele Menschen machen sich über viele Themen keine Gedanken. Ich will nur mal ein paar Beispiele geben. Junges Pärchen, frisch verlobt – Was wäre wenn die eine Person bei einem Autounfall in ein Wachkoma fällt? Wie sich verhalten?

Wie verhalten bei einer tödlichen Diagnose? Was würden Sie tun? Ich möchte keine Schwarzmalerei betreiben, doch keiner von uns ist vor so etwas geschützt. Mein Körper arbeitet in einem Beruf, in dem man täglich mit dem Leid anderer konfrontiert wird. Dort sind solche Fragen keine Seltenheit und alles andere als utopisch. Wir selber denken nur immer, dass uns so etwas nicht passieren kann. Ich weiß, so etwas ist kein Trost, aber versuchen Sie es mal so zu sehen: Jeder Mensch bekommt nur deshalb die Möglichkeit zu leben, da andere gestorben sind. Die Ressourcen der Erde würden niemals ausreichen, um alle Menschen die jemals geboren worden sind zu versorgen. Die Einen werden geboren und die Anderen sterben, so ist der Kreislauf der Zeit. Wir sollten dankbar sein für jeden Tag der wir hier auf der Erde genießen können und sollten versuchen, daraus das Beste zu machen. Deshalb finde ich es auch so wichtig, sich klar zu machen, dass wir unser Glück viel zu häufig von anderen, aber auch von unseren eigenen Einstellungen abhängig machen. Jeder hat es selber in der Hand, zu entscheiden, wie er in einer Situation reagiert oder wie er diese bewertet. Glück und Unglück laufen Hand in Hand, doch man sollte lernen die glücklichen Momente zu genießen und die unglücklichen zu akzeptieren und versuchen daraus das Beste zu machen. Es liegt also in unseren Händen.

FF Sie haben damit so Recht. Ich finde es auch wichtig gerade in einer Beziehung über so etwas zu reden. Zumindest in einer längeren und festen Beziehung. Aber kommen wir doch nochmal zurück zu unserem Thema. Wie sieht es denn mit dem nicht- privilegierten Lernen aus?

HG Zum nicht- privilegierten Lernen zählen vor allem die Schulfächer, bzw. das was im Schulunterricht durchgenommen wird. Alle Fächer hier einzeln herauszugreifen, würde den Rahmen sprengen. Deshalb picke ich mir zwei Dinge heraus – das Lesen und das Rechnen. Aber auch hier können nur Ansätze präsentiert werden und kein umfassender Lernvorgang. Also wie lernt man Lesen? Lesen baut auf zwei sehr wesentlichen Pfeilern auf. Da hätten wir zum einen die visuellen Leistungen und da hätten wir das Wissen über Buchstaben und Wörter. Es gibt in mir ein extra Lesezentrum. Dies befindet sich in meinem hinteren Teil, bzw. an dem Grenzgebiet zwischen dem Parietal-, dem Occipital- und dem Temporallappen. Um lesen zu können muss man die Buchstaben erst einmal erkennen und zuordnen können. Dann kommen noch

Lautdifferenzierung und Lautbildung dazu. Natürlich muss man auch alle Buchstaben, bzw. das Alphabet kennen. Mathematik ist ein sehr rationales Fach und hat eine Menge Bezüge zu unserer Welt. In der Mathematik sind die mathematischen Begriffe, wie z.B. „dazu tun" oder „weg nehmen", sehr bedeutsam. Viele Mengen treten in den Vordergrund. Im Alltag in Form von Geld, Maßeinheiten, usw. Aber auch Dinge wie ein Uhr haben viele mathematische Bezüge. Ja sogar einen Marmorkuchen, den man auf mehrere Geburtstagkinder „aufteilen" muss, hat etwas mit Mathematik zu tun. Beides, Lesen und Mathematik, sind für uns heutzutage unerlässlich und nehmen wichtige Bereiche in unserer Kultur ein.

FF Herr Gehirn, ich bedanke mich für den heutigen Tag und freue mich auf unseren morgigen, letzten Tag. Ich wünsche Ihnen noch einen schönen Abend.

HG Danke, Ihnen auch. Bis morgen.

FF Eigentlich wollte ich bei dem Interview über das Lernen an sich reden und dann merke ich, wie viel ich während des Interviews über mich selber und über die Ansicht der Welt lerne. Lernen ist nun mal übergreifender als man vielleicht zuerst annimmt.

Leben und Tod eine Ehe fürs ganze Leben?

Ich werde mich jetzt mal noch für den morgigen Tag vorbereiten und dann werde ich mich in meine Gemächer zum nächtigen zurückziehen.

6. Modellhaftes Lernen und mehr

FF Guten Morgen.

HG Guten Morgen.

FF Heute ist leider schon unser letzter gemeinsamer Tag. Aber lassen sie ihn uns schön gestalten.

HG Sehr gerne.

FF Ok, dann kommen wir zu unserem letzten Thema. Sie haben mir mal erzählt, dass es noch drei weitere wichtige Lernmodelle gibt. Das eine davon ist das Lernen am Modell. Wie können wir uns das vorstellen?

HG Nun, das Lernen am Modell ist ein sehr wichtiges Modell für uns. Dass es das Lernen am Modell schon lange gibt, wissen wir auch schon lange. Doch erst vor kurzem konnte auch geklärt werden warum. Wenn ich das kurz sagen darf – ich finde es immer wieder erstaunlich wie lange manche Forscher brauchen um so etwas herauszufinden, aber naja. Jedenfalls bildet das Spiegelneuronensystem die neurobiologische Grundlage für das Lernen am Modell. Giacomo Rizzolatti und sein Team haben diese Spiegelneurone zum ersten Mal nachgewiesen. Bei einem Experiment ist dies – wieder einmal – zufällig aufgetaucht. Wie beim Penicillin und bei vielen anderen Entdeckungen auch, war es eigentlich der Zufall und nicht der Mensch, der diese Entdeckung gemacht hat. Aber letztendlich ist es ja schön, dass diese Entdeckungen überhaupt gemacht wurden. Um das Ganze kurz zu machen, war die große Entdeckung folgende: Neuronen die aktiv werden wenn sie eine aktive Bewegung initiieren, werden auch aktiv wenn sie die selbige Bewegung von einem Primaten- Kollegen beobachten. Dabei ist es egal, ob dies ein Mensch oder ein Affe ist. Da kann man die Verwandtschaft zwischen uns und unseren haarigen Freunden mal wieder erkennen. Jedenfalls wurde dadurch das neurobiologische Korrelat, des Lernens am Modell entdeckt. Ich sehe etwas bei einem anderen, dieselben Neurone werden aktiv, dadurch ein implizites Verständnis für die neue Bewegung und die darauf folgende Umsetzung ist deutlich einfacher. Übrigens das Spiegelneuronensystem besteht aus vielen einzelnen Spiegelneuronen, die weit im Gehirn verbreitet vorkommen. Unter anderem auch im Schmerzbereich von mir. So ist es z.b. auch erklärbar, wieso wir einem anderen Menschen viele schmerzhafte Ereignisse „nachfühlen" können. Somit bildet das Spiegelneuronensystem auch die Grundlage der Empathie. Von vielen wird diese Entdeckung sehr hoch gepriesen, von manchen dagegen eher klein gemacht. Ich finde es eine sehr wichtige Sache. Die Relevanz ist ebenso unabdinglich, denn daraus resultiert, u.a. auch eine Vielzahl an Therapiemöglichkeiten für die Rehabilitation.

FF Ich sehe diese Entdeckung auch als sehr wichtig an. Das zweite wichtige Lernmodell basiert auf Piagets Assimilation und Akkommodation. Was steckt dahinter?

HG Hierfür sollte wir uns mal das Beispiel mit den Puzzleteilen zu Recht legen. Also nochmal kurz – man könnte das Gedächtnis mit einem großen Puzzle vergleichen. An das immer wieder neue Puzzleteile angesetzt werden können. Piaget nannte diese neuen Puzzleteile kognitive Schemata. Jedes Puzzleteil/ kognitives Schema repräsentiert eine Fähigkeit, ein Wissensaspekt. Wenn nun ein neues Puzzleteil dazukommt, dann spricht man von Akkommodation. Wenn das Puzzleteil noch mit weiteren Merkmalen bemalt werden würde, dann spricht man von Assimilation. Oder nochmal anders ausgedrückt. Assimilation meint das dazu gewinnen von Informationen zu einem Puzzleteil. Wenn nun also das Puzzleteil ein Hund repräsentieren würde, dann wären die Assimilation z.B. die Rasse, die Haarfarbe, usw. Wenn nun ein neues Puzzleteil dazu kommt, z.B. das Puzzleteil Katze, nennt man das Akkommodation. Wenn wir etwas Neues lernen, dann könnte man die Akkommodation und die Assimilation um ihren Begriffsradius erweitern und wie folgt beschreiben. Die Akkommodation beschreibt das Regel-Lernen und die Assimilation beschreibt das Lernen von Einzelinformationen. Das ist zwar nicht das originale Verständnis von Piaget, aber ein paar Parallelen können dennoch gezogen werden.

FF Gut, dann hätte ich noch eine Frage und dann wären wir fertig. Was steckt eigentlich hinter Pawlows Hund?

HG Pawlow hat sich mit der Konditionierung befasst. Die Konditionierung meint einen einfachen Lernvorgang bei dem im Prinzip zwei Reize miteinander verbunden werden. Basierend auf Hebb könnte man vereinfacht sagen. Neurone die zur selben Zeit feuern, gehen eine Verbindung ein. Dies bedarf allerdings einiger Wiederholungen. Pawlow hat hierfür ein Experiment mit einem Hund gemacht. Er hat beobachtet, dass der Hund einen starken Speichelfluss bekommt, wenn dieser Essen sieht und riecht. Jedes Mal wenn der Hund sein Essen bekommt wurde ihm ein Klingelton präsentiert. Dieser Vorgang wurde mehrfach wiederholt, mit dem Ergebnis, dass irgendwann der Klingelton alleine ausgereicht hatte, damit dem Hund der Speichelfluss kam. Diese grundlegende Reiz- Reaktions- Verbindung wird als klassische Konditionierung bezeichnet. Diese Form des Lernens tritt aber auch noch häufig bei uns auf. Die zweite Form der Konditionierung kommt z.b. viel in Fragen der Erziehung vor. Es geht um die operante Konditionierung. Hierbei geht es um die Auftretens Wahrscheinlichkeit von einem Verhalten, dass durch Verstärker beeinflusst wird. Vereinfacht ausgedrückt: Wenn ein Kind von sich aus das Zimmer aufräumt und man lobt ihn dafür, also verstärkt sein Verhalten, dann ist die Auftretens Wahrscheinlichkeit für dieses Verhalten deutlich höher, als wenn man ihn für dieses Verhalten bestrafen würde. Allerdings gibt es bei der operanten Konditionierung viele Feinheiten und auch viele Fallen. Es ist sozusagen eine Kunst für sich.

FF Herr Gehirn ich möchte mich vielmals bei Ihnen für Ihre Zeit und Ihre Antworten bedanken. Es war für mich eine Ehre mit Ihnen dieses Interview zu machen. Für die Zukunft wünsche ich Ihnen alles Gute.

HG Vielen Dank. Das wünsche ich Ihnen auch.

FF Liebe Leser, soll ich Ihnen mal etwas verraten? Dieses Gespräch hat eigentlich nie stattgefunden. Es war alles nur in einem Traum, in meiner Fantasie. Doch die Frage ist, war nun das Gespräch Realität oder das was jetzt ist? Woran kann man die Realität fest machen? Wie kann man sich der eigenen Realität bewusst sein, wenn das Gehirn selbst die Realität produziert und auch selbst den Realität- und Traumbezug herstellt. Sind wir dann nicht alle Opfer unseres eigenen Gehirns?

Das Wissen über das Lernen, die Vorgänge in unserem Gehirn sind inzwischen sehr groß. Hier wurden lediglich einzelne Aspekte vorgestellt.

Schlusswort

Ein Leben ohne Gehirn wäre unvorstellbar, nicht nur aus rein biologischen Gründen, nein auch darum, weil sich nur ein Gehirn etwas vorstellen kann. Paradox, oder?

Liebe Leser, ich hoffe ich konnte Ihnen das Substrat Gehirn etwas näher bringen. So komplex wie das Gehirn auch seien mag, so faszinierend ist es auch. Die Leistung die es täglich für uns erbringt ist beeindruckend. Es verlangt so wenig und gibt uns so viel.

Die Forschung über unser Gehirn steht erst am Anfang und was die Zukunft bringen wird, dass weiß niemand. Da fällt mir zur Zukunft noch etwas Schönes ein:
Stellen Sie sich folgendes vor. Sie stehen an einem Fluss. Etwa 250m weiter flussabwärts steht eine weitere Person. Sie schauen flussaufwärts und sehen wie ein Schuh den Fluss hinab schwimmt. Er schwimmt an ihnen vorbei. Dieser Schuh kommt für Sie sozusagen aus Ihrer Zukunft und geht weiter in Ihre Vergangenheit. Für die Person weiter flussabwärts ist das aber anders. Was für Sie in die Vergangenheit geht, ist für ihn seine Zukunft. „So wird ein Schuh daraus".

Jetzt wäre es an der Zeit ein Resümee aus dem ganzen Buch zu ziehen. Doch dies überlasse ich Ihnen. Sie haben nun die Entscheidung was sie als Resümee ziehen. Es liegt in Ihrer Hand, was sie aus dem neuen Wissen machen.
Manch einer wir das Buch bei Seite legen und sagen, „Ich habe kein Wort verstanden.", manch einer sagt vielleicht: „Man, was für ein Buch, das kann man doch so nicht schreiben!" und manch einer wird vielleicht sagen: „Ja, das Buch hat sich gelohnt zu lesen." Jedem wird man es in seinem Leben nicht Recht machen können. Letztendlich ist man ja auch nicht auf der Welt um es anderen Recht zu machen, sondern sich selbst gerecht zu werden, oder?

Ein Witz lautet: „Ich lese die Bibel nicht. Ich mag keine Bücher bei denen ich weiß wie es ausgeht." Doch ich sehe das Ganze ein bisschen anders. Es ist wie das Leben selbst. Auch wenn man weiß wie das Ganze ausgehen wird, heißt es doch nicht, dass man den Weg dorthin nicht genießen kann, oder?

Genieße den Moment,
atme tief ein und aus.
Tanke Kraft aus dem Moment,
er geht sonst zu schnell verloren.

Sei dankbar für das was du hast,
sei dankbar für die Personen die dich lieben,
erkenne den Wert auch ohne es zu verlieren,
lass den Alltag nie dein Herz kontrollieren.

(Thomas Berger)

Denken sie immer daran: Das Leben ist wie das Gehirn – paradox. Wer alles verstehen will, weiß nicht was paradox bedeutet.

„Für den, der stets die Sinnhaftigkeit als höchstes Gut wählt, bekommt die Sinnlosigkeit, nicht die Sinnhaftigkeit mehr Bedeutung."

In diesem Sinne, alles Gute.

Thomas Berger

Literaturverzeichnis

Anderson, John R.: *„Kognitive Psychologie"*, 2007, 6. Auflage, Spektrum Verlag

Bauer, Joachim: *„Warum ich fühle, was du fühlst"*, 2006, 9. Auflage, Heyne- Verlag

Bauer, Joachim: *„Prinzip Menschlichkeit"*, 2007, 5. Auflage, Hoffmann und Campe- Verlag

Bauer, Joachim: *„Das Gedächtnis des Körpers"*, 2007, 11. Auflage, Piper- Verlag

Bähr M. und Frotscher M.: *„Neurologisch- topische Diagnostik"*, 2009, 9. Auflage, , Thieme- Verlag

Caspary Ralf: *„Lernen und Gehirn"*, 2009, 6. Auflage, Herder- Verlag

Delank H.-W. und Gehlen W.: *„Neurologie"*, 2006, 11. Auflage, Thieme- Verlag

Engel K.: *„Neurowissenschaften"*, 2009, 3. Auflage, Spektrum- Verlag

Faller A. und Schünke M.: *„Der Körper des Menschen"*, 2004, 14. Auflage, , Thieme- Verlag

Goldenberg Georg; *„Neuropsychologie"*, 2007, 4. Auflage, Urban & Fischer- Verlag

Hawkins, Jeff: *„Die Zukunft der Intelligenz"*, 2006, Erstauflage, rororo- Verlag

Herrmann, Ulrich: *„Neurodidaktik"*, 2009, 2. Auflage, Beltz- Verlag

Karnath H - O. und Thier P.; *„Neuropsychologie"*, 2006, 2. Auflage, Springer- Verlag

Ramachandran V.: *„Eine kurze Reise durch Geist und Gehirn"*2007, 3. Auflage, , rororo- Verlag

Schmidt R. F. und Schaible H.- G.: *„Neuro- und Sinnesphysiologie"*, 2006, 5. Auflage, , Springer- Verlag

Schünke, Schulte, Schumacher; *„Prometheus – Kopf und Neuroanatomie"*, 2006, , Thieme- Verlag

Singer W. und Ricard M.: *„Hirnforschung und Meditation. Ein Dialog.“*, 2008, Erstauflage, Suhrkamp Verlag

Spitzer, M.: *„Lernen“*, 2007, , Spektrum- Verlag

Wulf G.: *„Aufmerksamkeit und motorisches Lernen“*2009, Erstauflage, , Urban & Fischer- Verlag

Zimbardo, P. G.: *„Psychologie“*, 1995, 6. Auflage, Springer- Verlag

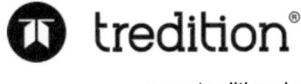

Über tredition

EIN EIGENES BUCH VERÖFFENTLICHEN

tredition wurde 2006 in Hamburg gegründet. Seitdem hat tredition mehrere tausend Buchtitel veröffentlicht. Autoren veröffentlichen in wenigen leichten Schritten gedruckte Bücher, e-Books und audio-Books. tredition hat das Ziel, die beste und fairste Veröffentlichungsmöglichkeit für Autoren zu bieten.

tredition wurde mit der Erkenntnis gegründet, dass nur etwa jedes 200. bei Verlagen eingereichte Manuskript veröffentlicht wird. Dabei hat jedes Buch seinen Markt, also seine Leser. tredition sorgt dafür, dass für jedes Buch die Leserschaft auch erreicht wird.

Im einzigartigen Literatur-Netzwerk von tredition bieten zahlreiche Literatur-Partner (das sind Lektoren, Übersetzer, Hörbuchsprecher und Illustratoren) ihre Dienstleistung an, um Manuskripte zu verbessern oder die Vielfalt zu erhöhen. Autoren vereinbaren direkt mit den Literatur-Partnern die Konditionen ihrer Zusammenarbeit und partizipieren gemeinsam am Erfolg des Buches.

Das gesamte Verlagsprogramm von tredition ist bei allen stationären Buchhandlungen und Online-Buchhändlern wie z. B. Amazon erhältlich. e-Books stehen bei den führenden Online-Portalen (z. B. iBookstore von Apple oder Kindle von Amazon) zum Verkauf.

Jetzt ein Buch veröffentlichen: **www.tredition.de**

EINE BUCHREIHE ODER VERLAG GRÜNDEN

Seit 2009 bietet tredition sein Verlagskonzept auch als sogenanntes "White-Label" an. Das bedeutet, dass andere Personen oder Institutionen risikofrei und unkompliziert selbst zum Herausgeber von Büchern und Buchreihen unter eigener Marke werden können. tredition übernimmt dabei das komplette Herstellungs- und Distributionsrisiko.

Zahlreiche Zeitschriften-, Zeitungs- und Buchverlage, Universitäten, Forschungseinrichtungen, u.v.m. nutzen diese Dienstleistung von tredition, um unter eigener Marke ohne Risiko Bücher zu verlegen.

Alle Informationen im Internet: **www.tredition.de/Buchverlage**

tredition wurde mit mehreren Innovationspreisen ausgezeichnet, u. a. Webfuture Award und Innovationspreis der Buch-Digitale.

tredition ist Mitglied im Börsenverein des Deutschen Buchhandels.